SOURCES MINÉRALES

EAUX MÈRES SODO-BROMURÉES

DE

LA SALINE DE SALINS

(JURA)

PAR CL.-M. GERMAIN,

DOCTEUR DE LA FACULTÉ DE MÉDECINE DE PARIS ETC.

PARIS

LABÉ, LIBRAIRE DE LA FACULTÉ DE MÉDECINE,

PLACE DE L'ÉCOLE-DE-MÉDECINE, 23.

1854

SOURCES MINÉRALES

EAUX MÈRES SODO-BROMURÉES

DE LA SALINE DE SALINS

(JURA).

TYPOGRAPHIE HENNUYER, RUE DU BOULEVARD, 7. BATIGNOLLES.
Boulevard extérieur de Paris.

SOURCES MINÉRALES

EAUX MÈRES SODO-BROMURÉES

DE

LA SALINE DE SALINS

(JURA)

PAR CL.-M. GERMAIN,

DOCTEUR DE LA FACULTÉ DE MÉDECINE DE PARIS, ETC.

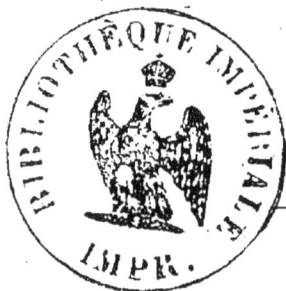

PARIS

LABÉ, LIBRAIRE DE LA FACULTÉ DE MÉDECINE,

PLACE DE L'ÉCOLE-DE-MÉDECINE, 23.

—

1854

A MONSIEUR

DE GRIMALDI

ADMINISTRATEUR GÉNÉRAL DES SALINES DE L'EST,

MEMBRE DU CONSEIL GÉNÉRAL DU JURA, ETC.;

AU FONDATEUR

DE L'ÉTABLISSEMENT DE BAINS MINÉRAUX DE SALINS.

LE DOCTEUR GERMAIN,
de Salins.

TABLE DES MATIÈRES.

PREMIÈRE PARTIE.

DEUXIÈME PARTIE.

TROISIÈME PARTIE.

FIN DE LA TABLE.

AVANT-PROPOS.

En parlant des sources iodo-bromurées de Kreuss-
nach, M. le docteur Fontan, de Bagnères de Luchon,
disait qu'il serait à désirer qu'on pût trouver des
sources analogues dans les salines de l'Est de la France.
Ce vœu, émis en 1840 par ce médecin dans un mémoire sur les eaux minérales des bords du Rhin, re-
nouvelé plus tard par M. le professeur Trousseau, ne
devait pas rester stérile ; il appartenait à M. de Grimaldi, qui développe une si haute intelligence dans
toutes ses entreprises, de réaliser ces prévisions
de la science. Dès qu'il eut fait, en 1845, l'acquisi-

a

tion des salines de l'Est, au nombre desquelles sont comprises celles de Salins, il s'occupa de soumettre à l'analyse des plus célèbres chimistes les eaux mères de cette manufacture minérale.

La quantité de bromure de potassium qu'elles présentent était suffisante pour fixer l'attention de ce savant administrateur ; il engagea les médecins de notre cité à étudier l'action médicale des résidus d'évaporation de la saline, mêlés dans les bains à l'eau commune chauffée. Tous s'empressèrent de répondre à l'appel qui leur était adressé ; ils avaient compris qu'ayant à leur disposition dans les poêles de la saline une substance telle que le brôme, associé au chlorure de sodium, principe minéralisateur des sources, ils en utiliseraient l'emploi dans le traitement d'un grand nombre de maladies et parviendraient à doter leur ville d'un établissement de bains minéraux, égal en efficacité curative à ceux des salines situées sur les bords du Rhin. Au milieu de ce concours de travaux, je crois avoir apporté ma part de matériaux et de recherches studieuses sur les propriétés médicales de nos sources salines et de leurs eaux sodo-bromurées. Les documents et les observations ne m'ont pas manqué; ils sont consignés dans une série de mémoires, déposés successivement, depuis 1846, à l'Académie de médecine de Paris : un opuscule qui en offre le résumé a été imprimé à Besançon, en 1851. Depuis cette publication, mes recherches sur les propriétés thérapeutiques de nos sources salines ont fait le sujet d'un rapport remarquable, lu, le 15 juin 1852, à l'Académie de médecine par M. le docteur Jolly; il a proposé de renvoyer mon mémoire au comité de publication; les conclusions du savant rapporteur ont été adoptées à l'unanimité par l'Académie, qui a daigné me témoigner ses remercîments. Maintenant qu'un établissement de bains minéraux, élevé à Salins par M. de Grimaldi, doit attirer à ces eaux salines un plus grand nombre de malades, j'ai cru, dans leur intérêt, devoir publier cet ouvrage, beaucoup plus complet sous tous les rapports que le précédent. De nouvelles observations sont venues agrandir le cadre trop étroit dans lequel je m'étais renfermé ; elles précèdent les tableaux médico-statistiques des malades traités avec ces eaux minérales à l'hôpital de Salins et dans ma pratique, pendant l'année 1848.

Les faits plus récents sont la confirmation des idées théoriques émises sur l'activité médicale de nos eaux mères; ils les mettent en contact avec la nature du mal, en sorte qu'il est facile, en lisant ces obser-vations, de suivre chaque jour sa marche décrois-sante, à mesure que ce traitement fait subir des modi-fications aux humeurs, à la constitution générale et à l'ensemble des phénomènes morbides qui carac-térisent la maladie; en même temps, l'observateur est à même d'établir les rapports qui existent entre les propriétés de ces eaux minérales, les changements qu'elles opèrent dans les organes malades et l'inner-vation.

Dans la première partie, il m'était indispensable d'entrer dans des développements sur la géologie de Salins et des environs; de présenter une coupe orographique des différentes couches du sol, afin d'arriver à l'hydrologie des sources salées et à l'his-torique de leurs premiers établissements d'exploita-tion, auxquels se rattachent l'antique origine de cette ville et la plupart des événements remarquables qui se passèrent dans ses murs pendant une longue période de temps. Il importait également d'avoir des renseignements exacts sur la topographie de la gorge et de la ville de Salins, sur le climat, la météorologie, la salubrité, les productions du sol , de connaître les ressources que le pays offre aux baigneurs, sous le rapport de la nourriture, des aisances de la vie, comme but de promenade et de récréation. Ainsi, à la suite de quelques instructions sur les soins hygiéniques et le régime que réclame l'usage des eaux salines, on trouve l'indication des sites les plus pittoresques des environs de Salins, et de ceux qui rappellent des souvenirs historiques. Le signalement géologique de nos terrains et de leurs fossiles exigeait un complément à ces études d'histoire naturelle; l'exposé très-succinct d'une petite flore fera connaître la station des plantes qu'on trouve particulièrement dans cette région du Jura.

A la fin de l'article *topographie*, une grande place a été réservée à la description de l'établissement de la saline de Salins : cette usine très-importante a été examinée sous le rapport de son architecture souterraine, et comme manufacture; de ce dernier point de vue, je suis arrivé à l'étude de ses produits, à celle des sources salées, des eaux mères, de leurs propriétés physiques et médicales. En quelques lignes, on sera à même d'avoir une idée de l'établissement des bains minéraux de Salins, où tout est disposé pour rendre le traitement aussi complet que favorable au rétablissement de la santé. Une note fera apprécier la valeur thérapeutique de nos eaux mères, par la comparaison de leurs éléments minéraux avec ceux des autres établissements de bains bromurés.

Peut-être m'adressera-t-on le reproche de n'avoir point mis ce travail à la portée des gens du monde. Outre les difficultés qu'on rencontre à s'abstenir de termes techniques pour exprimer avec précision sa pensée en matière de sciences, le langage ordinaire ne serait pas exempt de dangers, il donnerait lieu véritablement à des interprétations équivoques et à des résultats souvent déplorables; ces eaux, douées de propriétés très-actives, exigent dans leur emploi beaucoup de discernement; il n'appartient qu'au médecin d'en conseiller l'usage et d'en prescrire le mode d'administration.

En publiant ces travaux sur nos eaux minérales, je n'ai eu d'autre ambition que d'être utile à mon pays, ainsi qu'à l'humanité, trop heureux toutefois si, dans la faible mesure de mes forces, j'ai pu atteindre ce but.

Que M. de Grimaldi veuille bien accepter l'hommage de ce livre : c'est à sa bienveillance et à ses encouragements que j'ai dû la publication de ces travaux, et la France lui sera reconnaissante des efforts qu'il a faits pour la doter d'un établissement dont le besoin se faisait si vivement sentir.

GERMAIN,
Docteur en médecine.

Salins, 12 avril 1853.

SOURCES MINÉRALES

EAUX MÈRES SODO-BROMURÉES

DE LA SALINE DE SALINS

(JURA).

Si les personnes que des affaires obligent de quitter, pour un certain temps, une résidence habituelle, s'informent, dans l'intérêt de leur santé et des agréments de la vie, de la position géographique du pays qu'elles vont habiter, du climat, de la nature du sol, de ses produits et de l'état sanitaire de cette région ; à plus forte raison, ces renseignements sont indispensables aux malades qui se rendent dans une contrée plus ou moins éloignée, pour se soumettre à un traitement par les eaux minérales. Un climat tempéré, un air pur, la bonne qualité des eaux potables et des aliments, un logement commode et salubre, sont des éléments d'hygiène propres à favoriser l'emploi des moyens curatifs, et doivent être pris en considération, quand le médecin est appelé à donner son avis sur la préférence à accorder à un établissement de bains minéraux plutôt qu'à un autre jouissant de propriétés médicales à peu près semblables. C'est afin de ne rien laisser à désirer relativement à ces renseignements, que je vais tracer un aperçu topographique de la ville de Salins , qui possède un très-bel établissement de bains minéraux sodo-bromurés. Auparavant je crois à propos de jeter un coup d'œil sur la géographie et la structure géologique de cette partie nord-est du département du Jura.

§ 1.

Coup d'œil sur la géographie physique du mont Jura.

Le mont Jura, qui occupe les deux tiers du département de ce nom, forme la limite méridionale de la France avec la Suisse. Dirigé du nord-nord-est au sud-sud-ouest, il est traversé par cinq chaînes de montagnes, entre lesquelles s'enfoncent trois grandes vallées longitudinales ; elles sont parcourues par deux principales rivières, qui coulent en sens inverse : le Doubs porte ses eaux à la Saône, et l'Ain se jette dans le Rhône. Les cinq plateaux, en s'inclinant du midi à l'ouest, forment les gradins du vaste amphithéâtre du Jura, qui se relève en abrupte sommet du côté de la Suisse, tandis que la première chaîne offre, sur son revers occidental, des pentes plus douces, qui se confondent avec les coteaux du vignoble ; les dernières ondulations de ce terrain finissent aux plaines d'alluvion de la Bresse et de la Loue. Cette disposition orographique des gradins du Jura sur un plan incliné permet de les diviser en étages successifs, désignés sous la dénomination de haute, moyenne, basse montagne , vignoble et plaine. Ils représentent autant de lignes isothermes, qui ont un climat, une cul-

ture et des produits agricoles différents. D'après la nature de mon travail, je ne dois m'occuper que du canton
de Salins, situé en partie dans le vignoble et sur le
premier plateau du Jura. Cette chaîne de montagnes
ressemble à une longue falaise, coupée, sur son revers
occidental, par de profondes scissures transversales ;
elles aboutissent à des cirques qui facilitent, par une
pente plus douce, le passage de la plaine au sommet du
premier gradin des monts. Ces enfoncements circu-
laires donnent naissance aux rivières qui parcourent le
vignoble et le pays bas et se rendent à la Saône ; c'est
sur leurs bords, et à l'entrée de ces gorges, que s'élèvent les principales villes de l'arrondissement de Poligny.

La gorge de Salins, qui en dépend, est creusée trans-
versalement dans le massif de cette première chaîne du
Jura, à l'extrémité nord-est du département de ce nom ;
elle est resserrée entre les flancs abruptes de deux montagnes qui se rapprochent par leur base, et dont les
cimes, éloignées d'un kilomètre, laissent entre elles une
déhiscence profonde de 260 mètres. Ce défilé, élevé de
340 mètres au-dessus de la Méditerranée, offre 4 kilomètres de long. Sa direction est du nord-ouest au sud-sud-
est. Il s'élargit et se divise à son extrémité méridionale
en deux embranchements opposés, dans lesquels sont
tracées les routes qui conduisent sur les plateaux du
Jura. Chacune de ces bifurcations est arrosée par un
cours d'eau : celui de la belle cascade de Gouailles vient
de l'est ; il se mêle, à l'entrée de la gorge, avec la Furieuse, rivière torrentielle, qui prend sa source au-des-

sous du petit lac temporaire de Pont-d'Héry; elle suit,
sur un plan incliné, la base anguleuse des monts. A la
sortie septentrionale de la ville de Salins, elle s'engage
entre deux murs de rochers portlandiens; ils ne laissent
d'espace qu'au cours de la rivière et à la route de Salins
à Besançon. Après avoir reçu les eaux limpides de la
Vache, au bas du monticule de Saint-Joseph, elle court
au nord se perdre à 22 kilomètres de sa source, dans
la Loue, affluent de la Saône : la pente moyenne de la
Furieuse est de 0^m272.

La grande scissure des monts de Salins partage le
premier plateau en deux parties latérales qui se réunissent au midi, comme les rivages d'un golfe au bord
d'une mer rétrécie en forme de détroit, par le rapprochement de la base des monts Belin et Saint-André;
Poupet se détache du premier gradin du Jura par sa cime
élevée dans laquelle s'enfonce, entre des crets oolíti-
ques et coralliens, une petite combe oxfordienne; des
failles partent du sommet et de la base de ce mont, elles
traversent, selon différentes directions, la série des terrains secondaires du canton de Salins et des pays voisins. Dans un rayon qui s'étend du nord jusqu'au sud,
nous voyons, dans une dépression du premier étage de
nos montagnes, d'autres combes oxfordiennes, flan-
quées de crêtes oolitiques; au petit village de Clucy, ces
marnes sont baignées par un cours d'eau qui se précipite de la cascade de Gouailles. Vers le sud-est, commence la grande combe oxfordienne, dans laquelle le
ruisseau des Joncs, grossi par la source de Fontaine-

Mare, se trace un cours sinueux. Après un trajet souterrain dans les crevasses du sol, il contribue à former la cascade pittoresque du Lison, sur la limite du Doubs.

Au sud-ouest, ce même plateau, coupé par le beau val de Montaine, se relève à sa circonférence et offre, au centre, de larges dépressions, dans lesquelles viennent affleurer les marnes fertilisantes de la première couche de l'oolite inférieure.

Le défilé salinois est un ruz de soulèvement liaso-keupérien; il traverse la série des terrains de la première chaîne du Jura, composée de l'oolite inférieure; des divisions marno-calcaires du lias, du keuper jusqu'à son tiers inférieur. De grandes taches blanchâtres, lie-de-vin, noirâtres, grises, disséminées sur le sol de la pente des monts et des collines du vignoble, indiquent les gisements des terrains gypseux et du lias. Le premier plateau appartient au deuxième étage; en le prenant pour point de départ dans l'étude paléontologique, nous trouvons sur le replat de ces monts les polypiers du genre astrée; de ce nombre sont: *Agaricia salinensis* (Thurm.); *Astrea maxima*, id.; *confusa*, id.; *pavonia secans*, id.; *antophyllum, meandrina, lithodendron*, etc. On peut en faire une collection sur la pelouse, derrière le fort Saint-André, où ils sont dans un bel état de conservation. Les crêtes dénudées se terminent brusquement du côté de la gorge de Salins; elles sont formées par des lambeaux de forest-marble qui se redressent au nord-est, en s'appuyant sur le great-oolite et les marnes vésuliennes ou à ostrea acu-

minata. La couleur grise de ces roches contraste avec
la teinte jaune du calcaire lœdonien ou à entroques ; il
dessine une vaste ceinture dans l'escarpement des
monts, ainsi que les deux bancs rougeâtres de l'oolite
ferrugineuse, remarquable par le règne biologique des
tentaculifères de grande taille : ammonites murchi-
sonæ (Sowerb.), amm. sowerbii (Miller), amm. marshii
(Sowerb.), lima proboscidea (Sowerb.), terebratula per-
ovalis (Sowerb.), gresslya (Agassiz), pleuromya (idem),
cidaris horrida (Mer.), glandifera (Goldf.), achilleum
(inédit). Les stations les plus fossilifères sont, aux environs de Salins, la Roche-Pourrie, le mont d'Aresches.

Puissance totale de l'oolithe inférieure, 58 mètres.

1re DIVISION. 1er *Etage*. Du lias. — Des éboulis placés
en talus au bas des rochers couvrent la partie supérieure du lias formée de schistes micacés, de grès super-
liasiques schisteux, couverts d'impressions végétales et
d'une multitude d'astéries (Ivory, près de Salins). En
procédant toujours de haut en bas, dans la succession
des trois grandes divisions du lias, on rencontre un
terrain marneux avec septaria ; dans ces concrétions
marno-calcaires est empâtée l'ammonites opalinus ou
primordialis de d'Orbigny, avec des incrustations de
lamelles de strontiane. Le reste de la série paléontologique du lias présente une coupe très-belle dans les ra-
vins de Pinperdu, au territoire de Salins, et près de la
grange de Touvent.

2e DIVISION. — Au-dessous sont les marnes pyriteuses
à trochus, dans lesquelles vous trouvez le trochus dupli-

catus (Sowerb.), turbo princeps ou capitaneus (Munster.), la bélemnite irregularis (Schlot.), la compressus (Blainv.), etc.; les ammonites mucronatus (d'Orbigny), radians (Schlot.), variabilis (d'Orb.), insignis, sternalis, germaini, discoïdes (Ziet.), complanatus (Brugn.); elles empruntent à une légère couche de sulfure de fer un éclat doré. Il y a aussi l'arca inæquivalvis (Goldf.), la nucula hammeri (Defr.), la turritella echinata (de Buch), et, parmi les polypiers, le cyatophillum mactra (Goldf.). A ce facies semi-pélagique succède le lias moyen, caractérisé par des schistes bitumineux noirâtres, avec empreintes de possidonia brownii.

2e *Etage*. Marnes plicatuliennes. —Plicatula spinosa (Sowerb.), lima hermanni (Goldf.), pecten æquivalvis (Sowerb.). Ce dernier conserve, ainsi que les plicatules, un test nacré intact.

3e DIVISION. Calcaire à bélemnites. — Belemnites bruguierianus (d'Orb.), fournelianus (Id.), ammonites davœi (Sowerb.), id. fimbriatus, id. loscombii, id. terebratula variabilis (Schl.). La pyrite qui les recouvre leur donne un éclat irisé.

4e DIVISION. — Marnes de balingen ou à gryphea cymbium, belemnites fournelianus, ammonites planicostata, ammonites loscombii, terebratula variabilis, terebratula numismalis, arcomya et mactromya.

3e *Etage*. Lias inférieur. — Dans le calcaire gris de fer à gryphées arquées, la faune des terrains du Jura finit par l'apparition des grands céphalopodes : nautilus intermedius (Sowerb.), ammonites bucklandi, id. conybeari, id. kridion (Hehl.), trochus, pecten disciformis (Ziet.), pecten textorius (Goldf.), cardinia concinna et securiformis (Agassiz), lima gigantea, lima duplicata, spirifer, pleuromya ; parmi les radiaires, pentacrinites, basaltiformis, et, dans les polypiers, astræa (inédit). Cette étude paléontologique est aussi facile que curieuse sur la nouvelle route de Salins à Cernans. Puissance totale, 53 mètres. Les dernières assises du lias se terminent par un calcaire grésiforme, avec grains de quartz anguleux disséminés et des traces de polypiers, on le nomme bone-bed, dans le Wurtemberg ; il repose sur la partie supérieure du keuper. Cette formation offre un très-beau développement à Laffenet et à Boisset, carrières gypseuses exploitées à ciel ouvert dans ces localités qui sont sur le territoire de Salins ; en raison de la dénudation des couches, j'engage à visiter successivement ces deux gisements ; ils se complètent l'un par l'autre. Quatre bancs de calcaire magnésien dolomitique partagent la formation keupérienne de Salins en autant d'étages principaux. Je vais procéder comme auparavant, de haut en bas, en signalant la succession de ces étages et leurs différentes couches.

1er *Etage*.—Macigno, grès à carreaux ou quadersandstein, schilfsandstein ou grès avec empreintes de roseaux, calcaire jaunâtre cloisonné, marnes noires feuilletées bitumineuses, calcaire à modilles, grès verdâtre micacé de Boisset, marnes argileuses compactes fragmentées.

2e *Etage* ; 1re *dolomie*. — Couche puissante de gypse

blanc saccaroïde, gypse amygdaloïde et bréchiforme, marnes irisées.

3ᵉ *Etage ;* 2ᵉ *dolomie*, d'une teinte gris de fumée. — Elle présente à sa surface une infinité d'ouvertures remplies de cristaux de sulfate de chaux, gypse blanc compacte, assises marneuses, parcourues en tous sens par des veines de sulfate de chaux fibreux.

4ᵉ *Etage ;* 3ᵉ *dolomie.* — Traversée verticalement par des lamelles de carbonate de chaux ; au-dessous, elle présente une texture percée d'une multitude de petits trous, marnes ocreuses, grès verdâtres schisteux micacés ; rognons de calcaire anhydre, imprégnés de bitume, ils occupent la place de la houille maigre pyriteuse trouvée à Marnoz, près de Salins, et dans plusieurs autres localités keupériennes du Jura, gypse anhydre ; cristaux translucides de sulfate de chaux hydraté de forme laminaire ; marnes gypseuses grises, rouges, lie-de-vin, avec filets et contournements de gypse fibreux blanc ou rosâtre ; plaquettes de gypse amiantoïde; petits cristaux de quartz rouge bipyramides; gypse rouge à cassure rhomboédrique; polialithe. La surface des cavernes d'où l'on extrait le plâtre est couverte d'efflorescences de magnésie sulfatée.

5ᵉ *Etage ;* 4ᵉ *dolomie.* — Couche puissante de quatre à cinq mètres; succession de marnes rouges gypseuses, de marnes salifères, de schistes marneux, avec empreintes d'astartes keuperina, sel gemme maculé de couleurs variables, rouge, grise, dues principalement à la présence de l'hydroxyde de fer, plusieurs couches de sel

1.

gemme très-blanc. Puissance totale, 180 à 200 mètres.

Le gypse rouge à cassure rhomboédrique est un bon horizon géologique du terrain salifère. La quatrième dolomie est la dernière couche solide qui affleure au niveau du sol keupérien de Salins. C'est à partir de ce banc magnésien que l'on peut espérer d'atteindre par la sonde, et à une profondeur variable de 35 à 40 mètres, le terrain salifère sur notre territoire. Toutes les couches de keuper, ainsi que celles des autres formations de nos montagnes, ont été déposées par voie de sédiment; les dolomies ont été produites par une double décomposition du sulfate de chaux et du carbonate calcaire. Les bancs gypseux, ainsi que toutes les couches solides du Jura, offrent une stratification concordante et portent l'empreinte synchronique de la même époque de soulèvements qui imprimèrent au Jura le relief orographique qu'on observe à peu près maintenant. Les crets qui surmontent la gorge de Salins sont redressés, du nord-est au sud-ouest, selon le système admis par la science moderne pour la géognosie des terrains jurassiques. Au puissant agent plutonien se combinèrent des affaissements et des érosions aqueuses ; elles dessinèrent dans les flancs des montagnes des angles arrondis (mont Saint-André), avec des enfoncements correspondants. Il y eut aussi des poussées partielles, produites par l'expansion des gaz souterrains; elles ont l'aspect de cônes avec rupture au sommet : ils sont dus à l'exaltation des trias, à celle des couches dolomitiques que recouvre sur les côtés, en forme de toit, le banc puissant de calcaire à gryphées arquées. Ce plan, doublement incliné, frappe les regards, quand on observe le versant des monts, à la sortie méridionale de Salins, et derrière la saline de cette ville. Par suite de cette grande dislocation, les couches de la dolomie inférieure, en obéissant à cette même impulsion, se redressèrent obliquement sur le banc salifère; les eaux pluviales, infiltrées à travers les fissures des roches, s'épanchèrent sur le sel gemme qui les minéralise, et, par les lois hydrostatiques, remontèrent dans les interstices du calcaire magnésien, comme à travers un puits artésien naturel, pour se produire au dehors dans des récipients au-dessous du sol de la saline. En cet endroit existe une faille causée par la pression expansive des gaz, qui exaltèrent les couches inférieures de la dolomie et les mirent en contact avec le calcaire à gryphées arquées, d'un autre côté avec les marnes supérieures du lias. Cette rupture de la couche terrestre est recouverte, dans le bas, par des alluvions et des atterrissements de la Furieuse qui coule au voisinage de ces sources minérales. Ainsi, la direction de la gorge salinoise, celle du redressement des bancs calcaires qui la dominent, l'exaltation partielle en forme de cônes des terrains liaso-keupériens, sont des phénomènes géologiques qui témoignent que ce défilé a été creusé à l'époque des grands cataclysmes qui firent surgir les montagnes du Jura, et que le rapprochement des sources salées du sol se rattache à l'explosion de gaz souterrains. Elle détermina la rupture inégale des couches solides, en agissant de bas en haut, comme le ferait une poussée plutonique centrale ; les alluvions successives roulèrent ensuite dans leurs flots les débris détachés des monts, et les déposèrent dans les parties les plus déclives de cette anfractuosité des montagnes.

§ 2.

Topographie du canton et de la ville de Salins.

Nous venons de voir que le défilé de Salins a deux zones qui offrent des caractères géologiques et pétrographiques propres à l'un et à l'autre ; de même cette gorge partage le canton en deux régions climatologiques : celle de la montagne et celle du vignoble ; cette dernière s'étend sur les pentes et au bas des monts.

La région des monts de Salins s'élève à 600 mètres au-dessus de la mer, tandis que le vignoble est à 340 et 400 mètres au-dessus du même niveau. Comme on compte environ 1 degré centigrade d'abaissement dans la température par 100 mètres d'élévation, la moyenne thermométrique annuelle étant à Salins de 11°,50 cent., elle est de 9°,50 sur le premier plateau ouvert à tous les vents, qui acquièrent beaucoup de vitesse : les plus fréquents sont le nord, l'ouest, le sud, le sud-est ; le séjour des neiges pendant quatre à cinq mois, les gelées blanches du printemps s'opposent à la culture du noyer, de la luzerne, du maïs, etc. La vigne ne franchit pas le premier gradin du Jura. La montagne se borne à cultiver les céréales de tous genres, ainsi que les prés artificiels de trèfle et de sainfoin, auxquels on donne la plus grande extension, en raison des nombreux troupeaux de vaches employés à la production des fromages dits de Gruyère. Ces cultivateurs n'ont pas d'autre industrie, elle est la source de leur prospérité agricole ; leurs fromages sont d'excellente qualité, de même que le beurre et le laitage.

Vignoble. — A mesure qu'on descend le premier gradin du Jura, le cercle des récoltes s'agrandit sous l'influence d'une température plus douce et celle des hivers moins prolongés. Le vignoble reçoit toutes les cultures des zones tempérées, il offre l'aspect d'un pays entrecoupé de collines couvertes de vignes et de petits vallons en nature de pré, arrosés par des ruisseaux qui coulent entre les saules plantés sur leurs bords. A côté des vergers, où mûrissent les plus excellents fruits, croissent d'abondantes moissons de froment, de maïs : la couleur jaune de la navette se détache à travers la verdure des champs de trèfle et de luzerne ; les cerisiers et les noyers ombragent les chemins. Le vigneron cueille des pommes, des poires et des pêches, dans ses vignes qui suspendent leurs guirlandes de pampre jusqu'aux éboulis du tiers supérieur des monts. La vigne encadre la gorge de Salins.

Topographie de la ville de Salins. — L'étranger qui arrive dans cette ville croit être transporté au milieu d'un site alpestre. Poupet, géant des montagnes, élève à 835 mètres au-dessus de la Méditerranée les arceaux brisés et redressés de son dôme immense : les rochers

grisâtres et dentelés des sommets découpent l'horizon,
ils se confondent avec les créneaux des forts Belin et
Saint-André ; placés au bord de cette profonde déhiscence, ils défendent l'entrée de ce défilé, qui sert de
passage pour se rendre en Suisse par les routes tracées
sur les cols du premier plateau. Le cours de la Furieuse
sert de limite entre la commune rurale de Bracon, assise
au-dessous de l'ancien fort de ce nom, et Salins qui se
prolonge dans toute l'étendue de la gorge. Cette ville,
bâtie en amphithéâtre, s'élève, avec ses jardins disposés
en étages, au tiers inférieur du mont Belin ; elle est entourée d'une ceinture de vieux remparts, flanqués, de
distance en distance, de tours en hémicycle qui tombent
en ruines. La partie basse de la ville que traverse la
route impériale n° 72, de Dijon à Pontarlier, ressemble
à une longue rue bordée d'un trottoir, elle est ornée de
beaux bâtiments dont le rez-de-chaussée est occupé par
les ateliers industriels et les magasins de commerce.
Les constructions modernes remplacent, au centre de la
cité, les anciens édifices réduits en cendres par l'incendie de 1825. Un quai planté d'arbres forme une promenade agréable entre cette rue et la rive droite de la
Furieuse.

MÉTÉOROLOGIE. — La météorologie d'un pays est toujours en rapport avec son élévation au-dessus de la mer et
sa position orographique. La gorge de Salins, ouverte
du nord-ouest au sud, donne un libre accès à ces rumbs
de vents opposés. D'après leur degré de fréquence, ceux
qui se disputent l'empire de l'air sont le nord, le sud-

ouest, le sud, le sud-est. Le sud-ouest, vent pluvieux, chargé des vapeurs de la Méditerranée, suit la ligne de faîte de la première chaîne du Jura. Le nord rend le temps sec, l'air plus élastique, il purifie l'atmosphère qui se dégage de vapeurs et modère l'intensité des chaleurs estivales : ce vent assure le règne des beaux jours ; mais, comme il y a succession à peu près régulière entre le sud-ouest et le nord, on en remarque une semblable dans la sérénité et l'état nuageux de l'atmosphère. Le sud-est, vent de transition, souffle, dans la belle saison, avant le lever et après le coucher du soleil ; il abaisse la température en entrant dans la gorge de Salins, et rend les nuits d'été très-agréables. Le sud procure un temps chaud dans cette même saison ; la chaleur devient alors d'autant plus intense qu'elle est soumise à une réverbération contre les roches abruptes qui répercutent les vents, en changent la direction et les font tourbillonner jusque dans les régions inférieures. Au contact des sommets qui soutirent l'électricité en excès, les vapeurs se condensent; elles forment des nuages qui s'opposent en partie au rayonnement solaire. Toutes ces influences météorologiques contribuent à rendre le climat de Salins, dans certaines saisons, d'autant plus tempéré et salubre que cette ville est abritée du nord par la montagne de Poupet ; elle fait pronostiquer la pluie lorsque les vapeurs ascensionnelles environnent sa cime d'un bandeau nuageux ; la neige ne couvre, par intervalles, la gorge de Salins que durant quinze à vingt jours. La durée de l'hiver est de trois mois et demi ; la moyenne de la température annuelle est de 11°,50 centigrades, celle de la pression barométrique de 0,742 ; l'espace compris entre les deux équinoxes est le temps le plus pluvieux de l'année : la température des sources vives qui sortent du mont Belin est égale à la moyenne de celle de l'atmosphère.

EAUX. — Du versant oolitique de cette montagne sourdent en abondance les eaux qui se distribuent aux principales fontaines de Salins. Elles ne tarissent pas, et leur température ne varie point en hiver, de même qu'en été. Cette eau limpide, légère, d'une saveur fraîche, agréable, ne se trouble point après les pluies ; elle est très-dissolvante, contient, en proportions convenables, du carbonate et du chlorure de chaux, des traces de chaux sulfatée et du gaz acide carbonique, qui se dégage en abandonnant une partie de sa base terreuse dans son trajet souterrain jusqu'aux fontaines qu'elle nourrit. Comparée à un volume égal d'eau distillée, cette eau pèse 60 centigrammes en plus. Celles qui traversent les masses gypseuses et dolomitiques du keuper se saturent de sulfate de chaux et de magnésie. Ces sources se rendent à deux ou trois fontaines des quartiers bas et des faubourgs de Salins, elles ne dissolvent point le savon, la pluie les rend jaunâtres : chaudes en été, froides en hiver, leur digestion est difficile. C'est à cette boisson habituelle et à un concours de circonstances hygiéniques débilitantes qu'il faut attribuer les bronchocèles observés chez certaines familles de vignerons. On possède à Salins l'hortolage, les fruits et toutes les productions des climats tempérés. La position de la ville entre la plaine et la montagne, la facilité des communications font abonder sur nos marchés la volaille de la Bresse, le gibier, les poissons de toutes sortes, les écrevisses. La maturité des fruits est retardée à mesure qu'on s'élève sur les étages du Jura ; il en résulte que la montagne nous apporte encore, avec son beurre et son laitage délicieux, des paniers remplis de fraises et de framboises parfumées, lorsque la cueillette de ces fruits rouges est épuisée depuis longtemps dans la plaine. Les marchés, au nombre de deux par semaine, sont largement approvisionnés de substances comestibles ; il y a une foire chaque mois, consacrée à la vente des céréales, des légumes secs, des bestiaux et surtout de l'espèce bovine. L'étranger trouve beaucoup de prévenances et d'affabilité parmi les habitants de Salins : ils font aimer leur hospitalité. Les habitations, meublées convenablement, sont salubres, aérées, et réunissent, dans un petit espace, toutes les aisances nécessaires au service d'une personne ou d'une famille entière. Les logements se louent à des prix modérés ; il en est de même, sous ce dernier rapport, de la table d'hôte : elle est servie de mets préparés avec soin ; les vins légers et délicats du pays font honneur à nos tables, ils se digèrent parfaitement et conviennent très-bien à la santé des convalescents. Il est facile de se procurer le confortable, ou bien une pension dans une maison bourgeoise.

Sur le premier plateau, les maladies, en général, portent l'empreinte du genre inflammatoire ; la constitution robuste des habitants, chez lesquels domine l'élément sanguin, le climat, les variations de température au printemps, les travaux dans les champs à cette époque de l'année, sont des causes qui déterminent les bronchites, les fluxions de poitrine, le rhumatisme. Dans la gorge de Salins, le caractère inflammatoire s'observe en janvier, mars et avril, encore est-il souvent mitigé par l'élément catarrhal. En décembre, sous l'empire du nord-ouest qui s'imprègne des vapeurs paludéennes des marais de la Bresse, les maladies, en général, prennent le type muqueux, intermittent. Durant les chaleurs de l'été, on observe très-peu de maladies à Salins ; les principales sont les flux intestinaux, les névroses digestives. Ce pays est exempt d'affections épidémiques graves, il n'a pas été atteint jusqu'à ce jour par le choléra asiatique. D'après les recherches faites sur le registre de l'état civil de Salins, dans une période qui embrasse de 1830 à 1850, le nombre des naissances a été de 3,335, dont 1,754 garçons et 1,604 filles, ce qui donne une moyenne annuelle de 167 naissances sur une population de 7,500. Le rapport des naissances masculines aux naissances féminines est de 13 à 12 ; il n'y a qu'une naissance sur 45 habitants. Dans le même espace de temps, il est mort 3,607 personnes, 1,762 hommes et 1,835 femmes. Le nombre des décès est de 180 par an ; la durée moyenne de la vie est de 39 ans 3 mois chez les hommes, celle des femmes s'élève à 40 ans 11 mois 10 jours. Parmi les victimes de la mort, on compte 259 octogénaires, dont 109 hommes et 150 femmes, 22 nonagénaires, 2 femmes centenaires. Les mois de décembre, janvier, février, mars, avril, sont ceux qui donnent les chiffres de décès les plus élevés. Il ressort de ces recherches statistiques comme fait principal : 1° que le terme moyen de la vie, à Salins, est, à peu de différence près, celui observé dans les villes d'Europe favorisées par la douceur du climat, la salubrité de l'air et des lieux, les productions variées du sol ; 2° il n'est pas rare de voir les habitants parvenir à une grande longévité ; 3° que les temps de l'année propices au traitement par les eaux minérales sont précisément ceux marqués par l'absence des vents et des météores nuisibles à la santé, ainsi que par la décroissance du nombre des malades et des décès.

La ville de Salins a cinq églises consacrées au culte. Les autres édifices les plus remarquables sont l'Hôtel-de-Ville, qui renferme le tribunal de paix, de commerce, la geôle, la bibliothèque publique dans laquelle on compte plus de six mille volumes, enfin la chapelle de Notre-Dame-Libératrice. Plusieurs halles couvertes facilitent la vente journalière des comestibles et le commerce des céréales. Salins possède une salle de spectacle, un collége communal, une caserne d'infanterie, un pensionnat des frères de Sainte-Marie, des sœurs Saint-Charles, et plusieurs établissements de ce genre pour l'instruction de la jeunesse des deux sexes, ainsi qu'une école de Maternité. L'hôpital civil et militaire est desservi par sept sœurs hospitalières ; il contient 44 lits pour le civil, 29 sont destinés aux militaires. A cet établissement est adjoint l'hospice de Saint-Bernard, asile consacré à la double infortune de la vieillesse pauvre et malade, on y compte 20 lits pour les deux sexes ; 45 orphelines du pays sont nourries, élevées et formées aux travaux de l'aiguille, à la lingerie, dans une maison particulière.

Salins a été déclassée, dans ces derniers temps, du nombre des villes de guerre de troisième ordre ; sa population, que nous savons être de 7,500 habitants, se compose de vignerons, artisans, négociants, industriels et rentiers. La vigne, cultivée presque exclusivement, donne un vin rouge très-délicat et l'un des plus estimés de la Franche-Comté ; on préfère ceux que l'on récolte aux cantons de Riante et des Chameaux, à cause de leur saveur agréable et d'un arome particulier que leur donne la vieillesse. C'est à Salins qu'on a commencé à imiter les vins de Champagne avec les vins blancs du pays, et avec un tel bonheur que c'est à peine si l'on peut différencier ceux qu'on y fait des vins d'Aï.

Cinq cent cinquante patentés exercent différentes professions. Le commerce de notre ville exploite la plus grande partie des forêts de sapin du haut Jura, pour la construction et la marine. Ces bois sont conduits, au moyen du flottage sur la Saône, à Lyon, et de là sur le rivage de la Méditerranée. Nos deux autres principales industries sont l'exploitation, à ciel ouvert, d'un très-beau gypse dont Salins possède des carrières inépuisables, et la fabrication de sel au sein d'une usine très-considérable à laquelle est annexé l'établissement de bains minéralisés, provenant des eaux mères de la saline. Mais, avant de donner à ce sujet spécial de mon travail toute l'extension qu'il exige sous le rapport historique et médical, je me hâte de signaler les avantages immenses qui résulteront des progrès du commerce et de l'exploitation sur une plus grande échelle de nos produits minéraux, par l'établissement d'un chemin de fer de Salins à Dôle auquel on travaille avec activité. A partir de Dôle, il s'articulera avec la grande ligne ferrée de Dijon à Mulhouse par Besançon, et celle de Saint-Dizier dans la direction de Gray, en se prolongeant de Salins en Suisse; il reliera l'Helvétie ainsi que les pays cisalpins au centre de la France avec nos ports sur l'Océan, en sorte que Salins est destinée à devenir l'entrepôt des marchandises et de l'échange des produits du Midi avec ceux du nord de l'Europe.

L'exécution de ce chemin de fer, qu'entreprend M. de Grimaldi, tout en donnant le plus haut degré de développement à la prospérité de notre pays, sera un puissant motif pour engager les étrangers à se rendre à nos eaux minérales. L'abaissement du prix, la rapidité des transports qui efface les distances, amèneront sur nos marchés les comestibles et les denrées de différentes zones climatologiques de la France et des rivages de la mer. Les malades qui se rendront à nos sources minérales éviteront les fatigues inhérentes aux transports en voiture à de grandes distances, ils arriveront à Salins dans les dispositions convenables pour obtenir de leur traitement les résultats les plus avantageux. La distance de Salins à Lons-le-Saulnier, chef-lieu du département, est de 53 kilomètres ; elle est de 43 kilomètres pour se rendre à Besançon. Paris est éloigné de Salins de 447 kilomètres, que l'on parcourt maintenant en douze ou treize heures.

En examinant la succession des terrains triasiques jusqu'aux bancs salifères, nous sommes arrivés à des considérations hydrologiques sur les sources salines qui font partie de cette formation géologique. Ces études nous servent d'introduction pour rechercher l'origine des premiers établissements minéralogiques institués à Salins, et les événements auxquels leur exploitation a donné lieu.

HISTORIQUE. — Dans la plus haute antiquité ces eaux salées sourdaient à la surface des terrains, à travers une couche beaucoup moins épaisse d'alluvion et d'atterrissement. En supposant que les premiers habitants ne connussent pas la manière de fabriquer le sel, ils auraient conçu l'idée de l'obtenir cristallisé par l'ébullition de l'eau salée, en voyant les efflorescences et les cristaux de sel déposés sur le sol imprégné de cette eau minérale, après qu'elle s'est évaporée aux rayons du soleil, absolument comme sur les bords des marais salants.

La nécessité, mère de l'industrie, inspira ensuite le moyen de tirer parti d'un trésor d'autant plus précieux qu'il est indispensable aux besoins de la vie, et que le sel, en raison de sa pureté, de ses éléments préservateurs de la corruption, était considéré comme une des offrandes les plus agréables à la Divinité. On a dû sé-

parer les eaux douces qui coulaient à côté de celles
minéralisées par le chlorure de sodium, réunir ces dernières dans des récipients et les garantir contre les
débordements de la Furieuse, les intempéries et les dé-
prédations. Tel fut le commencement de cette propriété,
que les comtes de Bourgogne considérèrent par la suite
comme leur plus riche domaine. Si l'on tient compte
de l'éloignement des rivages de la mer, des frais et de
la difficulté des transports à de si grandes distances,
on comprendra les avantages immenses que ce pays
devait retirer de l'exploitation du sel commun.

Cette industrie attira dans cette gorge sauvage une
foule d'étrangers et d'ouvriers, qui commencèrent à
défricher et à construire des habitations au voisinage
des sources salées, auxquelles Salins doit son nom, son
origine et son ancienne prospérité : il est hors de doute
que ces sources furent exploitées par les druides, avant
la conquête des Gaules. Les druides, qui exerçaient la
plus grande influence sur ces contrées, ne pouvaient
manquer de faire servir leurs eaux minérales à la fabrication du sel et même au traitement des maladies, ainsi
que j'aurai l'occasion d'en parler à la fin de cet ouvrage. Une foule de probabilités militent en faveur de
cette opinion, qu'il est difficile de ne pas admettre, en
présence des haches en pierre de serpentine, des silex
aigus et lancéolés dont les flèches des Celtes étaient
armées, et des médailles de la même époque trouvées
sur le territoire de Salins, appelé autrefois pays des
Hériens, mot celtique dérivé de *Her*, riche, puissant,

maître, dénomination que conserve encore sans altération la langue allemande, ainsi que le val d'Héry, partie méridionale du défilé salinois, borné à l'orient par le mont Belin, Bel-Belus-Belinus, nom donné par les Galls à Apollon et au soleil, comme emblème de la création de toutes choses; c'est précisément aux environs du sommet de cette montagne que l'on trouve enfouies ces haches druidiques et ces silex en forme de fer de lance. La domination romaine remplaça celle des druides hériens dans cette région des Séquanes; des fouilles faites autrefois, et dans ces derniers temps, exhumèrent du sol de Salins, et surtout aux pieds de l'ancien fort de Poupet, des antiquités celtiques auxquelles était superposée une couche de terroir noir, mêlé de cendres et de différents objets gallo-romains que je possède dans ma collection, tels que haches, couteaux de sacrificateurs, fibules, épingles, fers de javeline, et plusieurs autres objets, tous fabriqués en bronze, des bracelets ciselés et des médailles, depuis le Haut jusqu'au Bas-Empire.

Il n'est pas rare de trouver des pièces bourguignonnes, des parisis et des petits tournois des treizième et quatorzième siècles. Ces monuments de la religion, des arts, de la puissance, enfouis dans la terre les uns au-dessus des autres et à différentes profondeurs, révèlent nos grandes époques historiques depuis la domination des druides jusqu'aux souverains du moyen âge qui se succédèrent dans la possession de cette contrée et de nos salines. Par les bénéfices attachés à cette exploitation minérale, la population de Salins s'accrut tellement, dès les premiers temps de l'empire romain, que, dans son dénombrement des villes de la Gaule, fait en 150 de l'ère chrétienne, Ptolémée place Salinum au second rang après Bisuntio, Besançon, parmi les cités remarquables de la province séquanaise. Selon Strabon, cette localité fournissait les salaisons de porc les plus estimées à Rome, *Ex Sequanis optima suilla salsamenta Romam perferuntur* (lib. IV). Cette citation d'un géographe qui vivait du temps d'Auguste et de Tibère doit s'appliquer particulièrement à Salins, qui était la principale saline de la Séquanie, appelée par Frédégaire *Salinæ Sequanorum*. L'abondance des sources, jointe au plus haut degré de saturation des eaux par le minéral, justifie la dénomination que lui donne le continuateur de Grégoire de Tours, pour la distinguer des autres manufactures de sel beaucoup moins minéralisées, comme celles de Grozon, Lons-le-Saunier, Mont Morot. Il n'est pas moins certain, d'après ce qui précède, que les Hériens avaient, depuis le règne des premiers empereurs romains et même auparavant, des établissements propres à évaporer par le feu l'eau salée de leurs sources ; car, seule, elle aurait été insuffisante pour donner aux viandes l'excellente qualité qui les faisait rechercher par les Romains. Cette exploitation exigeait de vastes magasins et un établissement minéralogique très-développé, à cause de la grande quantité de viandes salées et de sel expédiés au dehors.

A défaut de preuves authentiques tirées de l'histoire,

on est en droit de le conjecturer par le croisement de deux grandes routes, à l'époque dont nous parlons : l'une, qui se rendait à Besançon et à Mandeure (*Epamon Duodurum*), de là aux camps retranchés sur les bords du Rhin ; l'autre qui venait de Dijon et conduisait à Rome ; elles se réunissaient avant de s'engager dans le défilé salinois et présentaient à la sortie de cette gorge deux embranchements : l'un se dirigeait par Villers-sous-Chalamont (*Villa sub Calceïa montis*) et Jougne à Orbe, en Helvétie ; l'autre se rendait en Italie en passant par la combe d'Ain, Arinthod, Isernore et les Alpes grecques. Cette dernière route était encore fréquentée au douzième siècle. Ce fut cette grande voie que suivirent les barbares, attirés des bords du Rhin par la richesse de nos salines.

Ammien Marcellin dit qu'il y eut, en 370, une guerre sanglante, au sujet de la possession de ces sources minérales, entre les Bourguignons et les Allemands campés sur la frontière séquanaise. Sous Valentinien III, ils en ruinèrent les établissements ; les Burgundes, qui occupèrent ensuite le pays, comprirent combien il importait à leur prospérité et aux besoins des nouveaux colons, qui partagèrent cette contrée avec les anciens habitants, de réparer ces désastres et de conserver le trésor minéral sous leur domination ; en effet, cette usine était encore en pleine activité sur la fin du cinquième siècle. Nous lisons dans la Vie de saint Oyan, abbé de Saint-Claude (Jura), écrite par un de ses contemporains, que les religieux de cette abbaye avaient l'habitude d'aller chercher du sel confectionné par le feu (*sal coctile*) dans la terre des Hériens, voisine de leur monastère; mais, dans la crainte d'être massacrés par les Allemands qui faisaient de fréquentes excursions dans cette contrée, cet abbé aima mieux les envoyer en Toscane pour faire cette provision « *e limite maris Tyrenni potius quam e vicinis Heriensium locis coctile decernunt petere sal.* » Ce passage, extrait de la Vie d'un saint cénobite du mont Jura, démontre évidemment qu'à la fin du cinquième siècle il n'existait pas d'autres salines en exploitation dans notre contrée que celle de Salins, où les Bourguignons continuèrent à fabriquer du sel. Sigismond, leur roi, dota de ce riche domaine le monastère d'Agaune (Saint-Maurice en Valais). Cette donation, qui date de 522, porte Salins et Bracon (*Salinum cum castro de Bracon*), diminutif de *brac*, qui signifie, en langue celtique, forteresse.

Ce fort, occupé par un gouverneur du comte de Scoding, avait été construit à l'époque celtique, ainsi que l'indique son étymologie, et non loin des sources salées, pour en protéger l'exploitation contre toute entreprise ennemie. Mais ces salines étaient destinées à subir tous les malheurs de ces temps de barbarie; leurs moyens de défense étaient trop faibles pour résister aux ravages causés par les Sarrasins en 732, et deux cents ans plus tard par les Hongrois. A la suite de ces dévastations, auxquelles le couvent d'Agaune lui-même ne put échapper, les religieux fugitifs, séparés de leur manufacture, tombée en ruines, par un pays dangereux à parcourir, inféodèrent, en 941, ce domaine à Albéric, comte de Mâcon, à charge de reconstruire l'usine, de payer une lé-légère redevance annuelle, et avec la condition qu'après sa mort et celle de ses deux fils, cette propriété, remise en valeur, retournerait de plein droit au monastère.

Les descendants de ce puissant seigneur changèrent par la suite cet usufruit en jouissance domaniale perpétuelle, et finirent par refuser de rendre hommage et de payer le cens féodal. Albéric, tige des comtes de Bourgogne et des sires de Salins, propriétaires des sources minérales de cette ville, mourut deux ans après cette inféodation. Sous l'administration de ses successeurs l'usine sortit de ses ruines; elle fut reconstruite à grands frais, sur un plan très-large, parfaitement ordonné; on fit venir des ouvriers lombards pour travailler à cette réédification; des voûtes très-vastes, soutenues par d'énormes piliers et des colonnes d'ordre toscan, s'élevèrent au-dessus des sources. Ces ouvrages souterrains, qu'on admire encore maintenant, joignent la hardiesse de la structure à la solidité; ils résistèrent à l'incendie de 1336, qui réduisit en cendres les constructions de la saline et la plus grande partie de la ville, lorsque les principaux seigneurs franc-comtois levèrent le drapeau de l'insurrection contre Eudes IV, duc et comte de Bourgogne. Des concessions de sel, faites en différents temps à des maisons religieuses, prouvent que cette fabrication n'a pas souffert d'interruption de longue durée. Dans son poëme de la *Philippide*, Guillaume le Breton, écrivain du douzième siècle, exprime son étonnement à l'aspect des eaux salées que l'on tirait de deux puits à Salins et que le feu changeait en sel très-pur :

> Atque salinenses, angusta in valle sedentes,
> Defæcata quibus flammarum ardore ministrat
> Lympha salem puteis (mirabile!) tracta duobus, etc.

Ce fut à la fin de ce siècle que des ouvriers, travaillant dans les souterrains de l'usine, découvrirent une troisième source, nommée Puits-à-Gray. De concert avec les habitants de Salins, ils formèrent une association et furent autorisés à l'exploiter, toutefois en payant un cens annuel au profit des deux branches seigneuriales héréditaires. La plus ancienne de ces sources est celle du Puits-à-Muire.

Au rapport de Pline le naturaliste, on donnait, en Espagne, le nom de muire à l'eau salée et celui de puits à la source d'où elle sortait, quoiqu'elle n'eût, ainsi qu'à Salins, aucune ressemblance avec ce genre de réservoir : *Aquam salsam Hispaniæ e puteis hauriunt, muriam appellant.* (Hist. nat., lib. III, cap. VII.)

Le Puits-à-Muire entra dans le partage du comté de Bourgogne, celui d'Amont avec le château de Bracon fut la propriété des sires de Salins, branche cadette. L'une et l'autre de ces exploitations étaient distinctes et se reliaient à un bourg qui avait son administration et des intérêts particuliers. Chacun d'eux a eu ses lettres d'affranchissement à des époques différentes et a gardé le nom du possesseur ; de là les dénominations de bourg

2.

lé Comte, bourg du Sire. Cette division de Salins en plusieurs bourgs est la suite du partage de cette riche succession entre les deux branches de la famille d'Albéric. Le bourg communal, occupé par les habitants copropriétaires du Puits-à-Gray, ressortissait des deux précédents sous le rapport administratif et censitaire ; ils échangèrent par la suite leur droit de possession contre une rente annuelle : c'est ce qu'on nommait *rachat du droit de muire*. Pour éviter de trop fréquentes discussions et souvent des agressions déplorables que faisait naître l'exploitation de la même industrie, ces trois bourgs furent réunis, en 1497, en une seule ville qui prit le nom de Salins, sous le règne de Philippe, archiduc d'Autriche.

Je ne pousserai pas plus loin l'historique de ces salines, parce que, étant mêlé à tous les événements passés dans la province, il est impossible de relater ces événements dans un travail comme celui-ci. Je me bornerai, pour terminer ce sujet, à parler de la pieuse munificence des seigneurs de Salins qui firent participer un grand nombre de maisons religieuses au bénéfice de ces eaux. Elles appartinrent à la France par le mariage de Jeanne Ire, dame de Salins, avec Philippe le Long, ce qui explique la grande quantité de parisis et de petits tournois trouvés dans le pays ; puis successivement aux ducs et comtes de Bourgogne, à l'Espagne, et définitivement à la France, qui céda cette usine, à titre de bail emphithéotique, à la Compagnie des salines de l'Est ; en 1844, M. de Grimaldi en fit l'acqui-

sition, èt maintenant elle est exploitée par une compagnie que dirige ce savant administrateur.

§ 3.

Établissement de la saline de Salins. — Sources minérales. — Forages du banc salifère. — Produits minéraux de l'usine.

D'après l'historique que je viens de tracer, ces
sources salines étaient le plus bel apanage des seigneurs puissants qui régnèrent sur le pays ; si maintenant elles ont perdu de leur valeur comme produit
d'exploitation, elles ont acquis un autre genre d'utilité, c'est leurs propriétés curatives mises à profit dans
l'établissement des bains minéraux de Salins. Ce sont
les eaux d'immersion du banc salifère qui les remplacent pour la fabrication du sel dans cette usine ; placée
au centre de la ville, elle se divise en deux grands bâtiments qu'on distingue en grande et petite saline,
séparés l'un de l'autre par la place d'armes. Ils représentent, du côté de la rivière, une espèce de forteresse féodale ; ce sont les anciens remparts de la cité
avec des tours de forme différente placées à une certaine distance : un simple mur ferme la saline, du côté
de la rue principale de la ville où se trouve la porte
d'entrée. Au milieu de cette enceinte, sont les habitations du directeur et des employés, les bâtiments pour
la fabrication du sel, les magasins et les divers ateliers.

Ces deux salines ne forment qu'un seul et même établissement ; elles communiquent par une voie souterraine. Sous des voûtes très-spacieuses, et à 23 mètres de profondeur relativement au niveau du sol, existent plusieurs sources d'eau froide minéralisées par le chlorure de sodium. Elles se réunissent dans trois récipients, appelés puits, dont jamais les bords ne sont franchis par l'eau, à cause des pompes qui aspirent le surplus. Il y a deux puits dans la grande saline et un dans la petite; ce dernier, appelé Puits-à-Muire, offrait le plus haut degré de minéralisation, il s'élevait, terme moyen, à 19°,75 : son produit était de 500 hectolitres par jour ; dans ces derniers temps il fournissait seul à la fabrication du sel, et n'offre plus actuellement que 9 à 10°. L'eau des autres sources, beaucoup plus faibles, était envoyée, par une double file de conduits, à la saline d'Arc, pourvue de graduations ; elles ont éprouvé la même diminution dans le volume d'eau et le degré de salure, depuis que des sondages, ouverts dans le sol de cette manufacture, ont donné la facilité d'immerger le banc de sel gemme.

Quoique les sources soient moins minéralisées, elles ne laissent pas d'attirer l'attention des étrangers, sous le rapport de leurs propriétés thérapeutiques et de la curiosité attachée à l'étude des phénomènes hydrologiques. Le Puits-à-Muire mérite particulièrement d'être visité ; mais, avant d'entreprendre cette excursion souterraine, il est de toute nécessité de se munir de flambeaux et de prendre, parmi les chefs d'atelier, un guide

qui vous donne, chemin faisant, tous les renseignements
relatifs aux endroits visités, renseignements dont l'importance est révélée par la grandeur des travaux entrepris pour leur exploitation. Pélisson, à l'imitation de
Gollut, historien de la Franche-Comté, trace un tableau
effrayant de ces voûtes immenses, dont la lumière des
flambeaux perce à peine la profonde obscurité et projette
les ombres allongées des promeneurs contre les murs
froids et humides. Le bruit éloigné des chutes d'eau sur
les rouages, celui plus aigu des machines hydrauliques,
ressemblent, dit cet auteur, aux gémissements et aux
cris plaintifs des personnes qui sont dans la Géhenne :
image assez saisissante de ces descentes fabuleuses
dans les enfers, telles qu'elles sont décrites par les anciens poëtes. Mais abandonnons ces fictions pour rentrer dans le domaine de la réalité. Un escalier vous conduit, à 23 mètres de profondeur, près de deux belles
sources salées qui s'échappent d'une roche dolomitique
à travers une fissure de 10 centimètres, le rocher incliné les surplombe et leur sert de lit à la base ; il est
impossible de ne pas reconnaître que leur apparition
dans cette localité est le résultat de fractures profondes
dans les couches dolomitiques, et de l'exaltation de ces
roches par suite de l'expansion des gaz souterrains ;
bien au-dessus de vous, elles continuent à se relever
dans le sens opposé au grand soulèvement jurassique,
en s'appuyant contre le flanc du mont Saint-André. Sur
les lieux, on se rend compte parfaitement de cette exaltation partielle et de ce phénomène hydrogéologique.

En continuant votre pérégrination souterraine, vous re-
marquerez que toutes ces sources salines, placées à
certaines distances en groupes isolés, sont entretenues
par le même courant d'eau qui lave le banc de sel gemme
et les fait communiquer les unes avec les autres ; il est
facile de s'en convaincre par la diminution de moitié
dans le degré de salure et du volume d'eau qu'ont su-
bie le Puits-à-Muire et les autres sources après les forages. La minéralisation de l'eau par le banc salifère
prouverait que la saturation minérale est due à la pluie
qui s'insinue dans les fissures des roches jusqu'aux couches de sel gemme ; mais cette certitude devient plus
grande par le fait de l'accroissement du degré de salure
et de la quantité d'eau salée après les orages pluvieux
et la fonte rapide de la neige.

La limpidité de l'eau contenue dans les sources, la
rapidité avec laquelle son infiltration a lieu dans le sein
de la terre, donnent à penser qu'elle s'opère au moyen
d'un canal solide et continu, traversant tout le massif
du premier plateau jusqu'à sa base ; il en est de même
pour le cours ascensionnel des eaux salées vers les divers récipients. Ces considérations sur la formation
des eaux salines, des études plus complètes des terrains
et de leur degré de puissance, conduisirent la science
de l'hydrologie à imiter les procédés de la nature dans
le mode de minéralisation des sources et leur ascension
au dehors. Deux trous de sonde, commencés dans l'intérieur de la saline en 1845 et terminés en 1848, at-
teignirent le terrain salifère à 223 mètres, et traver-

sèrent le sel gemme dans une étendue de 10 mètres ; plus tard un troisième forage fut ouvert dans la même localité. Au moyen de pompes aspirantes mues par de grandes roues à auges placées dans les souterrains, et que fait agir une prise d'eau tirée de la Furieuse, on amène à 23° et 24° l'eau d'immersion, versée au moyen de tubes sur le banc de sel gemme ; chaque trou de sonde en fournit par jour 500 hectolitres. La moitié est dirigée par une conduite en fonte, de 21 kilomètres de longueur, sur la saline d'Arc, tandis que l'autre partie, élevée par le même mécanisme hydraulique, coule dans les réservoirs, et de là se rend, selon les besoins, aux chaudières à évaporation, maintenant au nombre de six. Trois sont à évaporation libre et à feu actif ; les autres, chauffées par deux foyers, sont munies d'un chapiteau prismatique, afin d'éviter la déperdition du calorique.

Les cuites sont au nombre de huit à dix ; après chacune d'elles, qui dure quarante-huit heures, le sel cristallisé est retiré de la chaudière, et l'eau évaporée se remplace par une quantité égale, provenant de l'immersion du banc salifère ; la dernière cuite étant terminée, on enlève tout le sel déposé au fond de la chaudière dans laquelle se trouve le résidu liquide d'évaporation, il est conduit dans de vastes réservoirs où on le conserve pour l'usage des bains minéraux.

Sur 100 kilogrammes de sel fabriqué, on obtient 10 litres d'eau mère, et comme la fabrication du sel commun s'élève annuellement, à la manufacture de Salins, à 50,000 quintaux métriques environ, on a, pour la minéralisation des bains, dans la même période de temps, 5,000 hectolitres de ce résidu bromuré, quantité qui peut être doublée en faisant un emprunt de cette eau mère à la saline d'Arc.

Le sel fabriqué dans cette manufacture est très-blanc, d'une grande pureté et d'une agréable sapidité ; il est incontestablement supérieur à celui confectionné dans les autres établissements de ce genre, à cause de ses excellentes qualités, de son degré moindre de déliquescence et des moindres proportions de chlorure de chaux et de sel magnésien qu'il contient. On le préfère pour la salaison des viandes et de nos fromages façon de Gruyère. Le sel se consomme, en partie, dans le département et ceux limitrophes ; mais la plus grande quantité, renfermée dans des tonneaux de sapin, s'expédie en Suisse, d'après d'anciens traités conclus entre la France et la République helvétique.

Non-seulement le sel est d'une absolue nécessité pour les besoins de la vie, mais il est encore avantageux à l'agriculture ; donné en certaines proportions aux animaux, il augmente leur appétit, rend l'assimilation de leurs aliments plus complète. Le lait des vaches laitières devient plus caséeux et se sécrète en plus grande abondance.

En général, les bêtes se portent mieux, le poil est luisant, la chair de meilleure qualité. Le sel est un amendement favorable aux terrains marneux hydroscopiques. On sait tout l'avantage qu'on peut en tirer lorsqu'il est répandu sur les foins récoltés par la pluie ou dans les prairies humides, sur les bords vaseux des rivières.

Les sources d'eau salée sont multipliées dans le département du Jura; elles sortent toutes de l'étage inférieur du keuper, au pied de la première chaîne du Jura, où elles donnèrent lieu, comme nous l'avons vu, à l'établissement des salines de Salins, Grozon et Montmorot. A cause de leur faible degré de minéralisation, qui maintenant ne s'élève que de 1 à 10°, elles ont été remplacées, dans la fabrication du sel, par l'eau d'immersion sur le banc de sel gemme que le sondage a atteint plus ou moins bas dans ces différentes localités.

La science, qui marche avec l'observation, ne tarda pas à connaître et à généraliser l'efficacité médicale de ces sources, qui avaient été abandonnées; et c'est sous le rapport de leur emploi en bains et en boisson, dans le traitement des maladies, que je vais étudier leurs propriétés physiques et celles des eaux mères de notre saline.

§ 4.

Propriétés physiques.

Cette eau saline froide, minéralisée par l'hydrochlorate de soude, est limpide, diaphane, ne se trouble point après les grandes pluies, qui en augmentent le volume et le degré de salure ; elle est incolore, sans odeur ; sa saveur est plus ou moins salée, selon la quantité de chlorure de sodium contenue dans les différentes sources. La température invariable ne dépend point de l'atmosphère : elle est, dans les sources, de 11°,50 et de 14°,20 en sortant des trous de sonde ; tandis que le thermomètre centigrade marquait 18°,75 au-dessus de zéro dans les souterrains et + 5° à l'air extérieur ; elle ne gèle pas, entre en ébullition à 103°, n'apporte aucun changement à la couleur des papiers réactifs ; à la sortie de la source, il se dégorge quelques bulles de gaz acide carbonique, mais en si faible quantité, qu'on ne saurait l'évaluer.

L'eau du Puits-à-Gray répand une odeur légèrement sulfureuse qui se perd par l'agitation. Toutes ces sources déposent, dans les récipients et les canaux, un sédiment ocreux.

On donne le nom d'eaux mères au résidu liquide qui reste dans les chaudières lorsque, après suffisante évaporation, le chlorure de sodium s'est cristallisé, et qu'on en a obtenu la séparation. C'est une dissolution concentrée des parties solubles de l'eau saline. Ce résidu liquide d'évaporation est transparent, d'une couleur jaune fauve ; il est onctueux, et laisse, au toucher, la sensation d'un corps gras. Cette eau est très-avide d'humidité, qu'elle attire partout où elle a été déposée ; sa saveur est très-fortement salée avec un arrière-goût d'amertume fade ; son odeur ressemble à celle de l'algue marine. Elle verdit le papier de tournesol, laisse préci-

piter le chlorure de sodium en excès, ainsi que le sulfate de soude par le refroidissement.

Cette eau ne s'altère point au contact de l'air et peut
être longtemps conservée ; renfermée dans des bouteilles
en verre appelées bombonnes, on la peut transporter à
de grandes distances. A raison de sa pesanteur spécifique, elle transsude à travers les moindres fissures
des futailles. Elle ne renferme point de carbonate de
chaux et de soude, ni de chaux sulfatée ; on pourrait
en tirer de la soude, et, en la traitant avec le sous-
carbonate sodique ou de potasse, obtenir une grande
quantité de sulfate de magnésie. Par ce procédé, nous
cesserions d'être tributaires des Anglais, dans la con-
sommation du sel magnésien, qu'il nous serait facile
de rendre léger et pur comme celui qui sort de leurs
manufactures.

On a la mesure du bénéfice attaché à cette exploitation par l'expérience suivante : avec une solution de
potasse, on a précipité, de 5 kilogrammes d'eau mère,
276 grammes de magnésie desséchée à l'air. La pesanteur spécifique de l'eau mère, celle de l'eau des sources
qui varie selon leur degré de minéralisation et la quantité de sels qu'elles renferment, le poids des matières
solides relativement au volume d'eau, les différents
sels qui entrent dans leur composition minéralogique,
tous ces renseignements seront indiqués avec précision
dans les colonnes du tableau des analyses chimiques
annexées à ce travail, qui constatent dans les eaux
l'existence des carbonates de chaux et de magnésie,

des chlorures de magnésium, de potassium et de sodium, des sulfates de chaux, de magnésie, de potasse,
de soude, des traces de fer, et enfin le bromure de potassium. Parmi les produits chimiques que les résidus
d'évaporation des cuites de notre saline donnent aux
arts et à la médecine, il n'en est point de plus avantageux que l'hydrobromate de potasse. Ce fut en 1826
que M. Balard reconnut, dans les eaux de la mer, la présence de cette nouvelle substance, à laquelle il donna le
nom de muride, et, peu de temps après, celui de brôme,
à cause de sa mauvaise odeur. La découverte de ce
corps simple, qui offrait beaucoup d'analogie avec l'iode
sous les rapports chimiques, d'extraction et d'origine,
fixa l'attention des savants et des médecins. M. Desfosses, habile chimiste de Besançon, instruit que le
brôme avait été retiré des eaux mères de soude de
varech, qui servent à l'extraction de l'iode, fut conduit
à faire ces mêmes recherches sur les résidus liquides
d'évaporation de la saline de Salins. Il ne fut pas trompé
dans ses prévisions; le premier, il signala, en 1827, la
présence du bromure de potassium dans les eaux mères
de cet établissement minéralogique. Le procédé qu'il
employa diffère peu de celui indiqué dans les *Annales
de chimie et de physique* (1826). C'est en soumettant,
dans une cornue en verre, et à l'action du feu, un mélange d'un peu d'acide hydrochlorique, de peroxyde de
manganèse avec l'eau mère, réduite au dixième de son
volume, dans laquelle on avait préalablement fait bouil-
lir de la chaux éteinte, dont le dépôt avait été lavé à

plusieurs reprises, que ce chimiste a obtenu, sous forme de liquide rutilant, la quantité de bromure de potassium signalée dans son analyse. Un litre d'eau mère, ainsi traité, pesant 1,267, a donné 0,600 de bromure de potassium.

M. Desfosses rectifia ce dosage, lorsqu'il fut invité par M. le maire de Salins, et d'après l'avis de son Conseil, à procéder à une nouvelle analyse de ces eaux minérales que MM. les docteurs Mouciet et Matuszewitz venaient d'employer avec succès dans le traitement de quelques maladies. Ces résultats furent transmis à M. de Grimaldi ; cet habile administrateur n'avait pas attendu ces communications pour prendre une connaissance exacte de la composition minéralogique de ces eaux. Dès 1844, il avait chargé M. Favre d'en faire l'analyse chimique, et, l'année suivante, MM. Dumas, Pelouze et Favre, en confirmèrent l'exactitude ; ils évaluèrent à 2,700 la quantité de bromure de potassium renfermée dans un litre d'eau mère. Ce résultat moyen de trois opérations ne laisse aucun doute sur l'exactitude et la précision des moyens analytiques employés par ces savants chimistes de Paris.

ANALYSE des sources salées de Salins,

	PUITS à Muire, source de la grotte A. 4°.	PUITS à Muire, source de la grotte G. 5°.	PUITS d'Amont, source. 5°.	PUITS à Muire, source de la grotte A. 6°.
DENSITÉ.	1,024	1,037	1,036	1,044
SUBSTANCES CONTENUES DANS LES EAUX. (Eau : 1,000 grammes.)	COMPOSITION DES EAUX			
Carbonate de chaux	0,093	0,091	0,105	0,106
— de magnésie	0,004	0,004	0,003	0,005
Chlorure de magnésium	0,222	0,440	0,427	0,534
— de potassium	0,390	0,087	0,094	0,725
— de sodium	27,416	41,576	40,231	50,233
Sulfate de chaux	0,573	0,700	0,775	0,961
— de magnésie	0,873	1,052	0,928	1,087
— de potasse	0,035	0,171	»	0,001
— de soude	0,307	0,418	1,632	2,119
Bromure de potassium	0,067	0,085	0,071	0,076
TOTAL....	29,090	45,223	44,268	55,848

NOTA. Comme, depuis les derniers forages opérés dans la saline de moltié, il faut, par la pensée, établir cette même décroissance d'été de M. Desfosses, et l'on aura approximativement le terme exact de la réduction ne s'appliquera pas aux eaux extraites des trous de sonde potassium que renferment leurs eaux mères.

en 1845, par M. Desfosses, de Besançon.

PUITS d'Amont, source. 9°.	EAU SALÉE extraite du trou de sonde. 9°.	PUITS à Muire, source de la grotte A. 13°.	PUITS à Muire, source de la grotte H. 20°.	EAU MÈRE. 30°.	EAU MÈRE, analyse de Paris, par MM. Favre, Dumas et Pelouze. RÉSULTAT moyen des trois opérations.
1,060	1,068	1,096	1,164	1,267	

SUR 1,000 GRAMMES.

0,125	0,132	0,001	»	»	»
0,006	0,025	0,028	»	»	»
0,743	0,535	1,080	1,790	37,510	31,750
1,304	0,085	0,682	0,293	9,570	31,090
68,980	50,846	118,775	202,300	180,420	157,980
1,300	1,750	1,367	1,486	»	»
1,263	2,616	2,455	5,120	26,764	19,890
0,171	0,225	0,480	»	3,977	10,140
2,287	2,434	2,907	3,018	59,578	64,170
0,126	0,140	0,178	0,280	0,600	02,700
76,324	89,091	127,905	215,990	318,159	317,720

Salins, le degré de minéralisation des sources a diminué de près de ments minéraux dans les colonnes du tableau des analyses chimiques quantité des sels contenus dans ces différentes sources. Toutefois, cette qui servent à la fabrication du sel et à l'évaluation du bromure de

Parmi les matières solides à base de potasse et de magnésie, ils trouvèrent 158 grammes de chlorure de soude. Dès que le résultat de ces analyses fut connu, les médecins de Salins mirent à profit les eaux mères qu'ils avaient à leur disposition; elles servirent à minéraliser des bains d'eau commune chauffée. Ce traitement fut appliqué à toutes les maladies pour lesquelles les préparations iodées étaient conseillées. Les travaux de MM. Coindet (de Genève,) et Lugol, sur l'emploi médical de l'iode, les analogies chimiques de ce corps avec le brôme, donnaient à penser qu'elles existaient également sous le rapport des propriétés médicales. On savait que c'était à cette dernière substance que Bourbonne, Balaruc, Ktreutznach et la plupart des établissements des bords du Rhin devaient les guérisons qui attiraient une si grande affluence de malades à leurs bains minéraux. A Salins, les proportions de brôme, élément principal de la médication, étaient en quantité suffisante pour justifier une pareille concurrence. De nombreuses guérisons encouragèrent ces premiers essais. Au témoignage des médecins de notre cité, à celui des honorables confrères de Besançon et des autres localités de la province, qui ont eu l'occasion d'employer nos eaux mères sodo-bromurées, et à la suite du rapport très-favorable fait par l'Académie impériale de médecine, dans sa séance du 15 juin 1852, je puis joindre le suffrage de M. le docteur Ancellon, de Dieuze (Meurthe). Ce médecin a recueilli des observations très-intéressantes de malades guéris avec les eaux mères de

cette saline employées en bains. M. le docteur Aimé
Robert, auteur d'un mémoire sur l'activité médicale des
sources sodo-bromurées de Wildegg, en Suisse, a entrepris des recherches comparatives sur leurs propriétés
curatives et celles des résidus d'évaporation de la saline de Salins. D'après les résultats qu'il a obtenus,
l'avantage est resté à nos eaux mères, qu'il se fait ex-
pédier de Salins pour le traitement des malades, de
préférence à celles de Wildegg, beaucoup plus rapprochées de Strasbourg, où M. Robert poursuit les observations de ce genre (note à la fin de l'ouvrage). Si l'on
examine d'une manière comparative toutes les eaux
minérales salines, il sera facile de saisir entre elles de
frappantes analogies de composition. Les eaux de
Nauheim, Bade, Wiesbaden, Kissengen, Kreutznach,
Hombourg, Baden, et les eaux minérales françaises de
Niederbonn, Bourbonne, Plombières, Balaruc, etc., renferment toutes des éléments minéralisateurs semblables,
et ne varient entre elles que par la proportion de ces
mêmes principes minéraux. La seule différence sensible
que l'on puisse observer se trouve dans les proportions
de chlorure de soude, de sulfate de chaux et carbonate
de fer. Les eaux d'Allemagne sont un peu plus ferrugineuses que les eaux françaises ; ces dernières sont un
peu plus gypseuses que les précédentes. Ces réflexions,
tirées du *Journal de chimie médicale, de pharmacie, etc.*,
p. 475, 1848, sont en rapport avec les observations de
M. Fontan, qui les a émises le premier, et celles de
MM. Figuier et Mialhe. Ces deux savants médecins

3.

avancent que si l'on ajoutait aux eaux de mer, type de toutes les eaux minérales salines, une certaine quantité de leur résidu d'évaporation, ainsi que d'autres sels dont la prédominance fait le caractère minéralogique de la plupart des établissements thermaux alcalins, on obtiendrait des effets curatifs à peu près identiques. Or, comme nos sources salées ont une composition minérale presque semblable à celle de la mer, les inductions curatives que l'on tire de celle-ci sont d'autant plus applicables à nos sources salines que l'expérience en a sanctionné l'emploi médical.

M. Trousseau, dans son excellent *Traité de thérapeutique et de matière médicale*, p. 275, 1847, parle des eaux mères de la saline de Nauheim, qui ont à peu près les mêmes éléments minéraux que celles de Kreutznach, et il se demande pourquoi, dans les lieux où l'on fabrique le sel commun, les eaux grasses ne sont pas utilisées comme agent de traitement.

« Les Allemands ont bien mieux compris, dit-il, l'u-
« tilité de ce moyen; Hombourg, voisin de Nauheim, y
« envoie chercher des eaux mères avec lesquelles il
« compose des bains identiques à ceux de cette saline;
« Wiesbaden fait à Kreutznach un emprunt du même
« genre et il ajoute, par ce procédé, à la grande effica-
« cité médicale des sources. Il serait à souhaiter que
« chez nous, à Bourbonne-les-Bains, dont les sources
« sont si riches en bromures, le gouvernement exploitât
« les eaux pour l'extraction du sel commun et mît les
« eaux mères à la disposition des médecins. On en tire-

« rait un tel parti, qu'elles affranchiraient la France du
« tribut qu'elle va payer aux sources minérales étran-
« gères de Hombourg, Wiesbaden, Kreutznach et
« Nauheim. ».

Quoiqu'à cette époque je n'eusse pas connaissance
de ce mélange des eaux mères dans les bains, je n'avais
pas attendu ces précieuses recommandations pour traiter un grand nombre de malades avec ces résidus liquides d'évaporation, mitigés par l'eau commune ; mes
recherches datent de 1845, et c'est avec la collection
de ces matériaux, tirés de mes études médicales sur nos
eaux sodo-bromurées, que j'ai composé le mémoire que
l'Académie a jugé digne, à l'unanimité, d'être envoyé
au Comité de publication, et dont M. Jolly fut le rapporteur impartial. Sans sortir du sujet qui m'occupe
maintenant, et pour lui prêter une puissante autorité,
je vais emprunter à l'*Union médicale*, du 16 juin 1852,
quelques passages extraits d'un article de M. Amédée
Latour, relatif à ce rapport très-remarquable, article
dans lequel ce médecin distingué porte une juste appréciation de l'activité spéciale et très-énergique de nos
eaux mères, qu'il considère, ainsi que la plupart des
membres de l'Académie, comme devant rendre l'établissement des bains bromurés de Salins le rival de ceux
de l'Allemagne et des bords du Rhin. M. Latour commence son article par observer que le rapporteur n'a pas
voulu négliger un sujet aussi important, en passant rapidement, comme on le fait si souvent quand il est
question d'eaux minérales ; ensuite il fait une distinc-

tion entre les eaux salées des sources dont la salure faible permet l'administration à l'intérieur, et celles qui proviennent de l'immersion du banc salifère ; leur résidu d'évaporation après l'extraction du sel cristallisable est doué d'une rare énergie et d'une précieuse activité : ses propriétés médicales sont dues aux proportions de bromure de potassium qu'il contient (2 grammes 70 par litre) et aux matériaux chimiques qui constituent les résidus de l'évaporation des eaux salées. On comprend les services qu'ils doivent rendre à l'art de guérir ; ils fournissent les éléments d'une médication tonique fortifiante, résolutive, bien au-dessus de celle qu'on pourrait leur comparer : l'eau de mer donne d'excellents résultats, quand on l'emploie contre les engorgements lymphatiques, les scrofules, ainsi que les eaux ferrugineuses qui jouissent d'une incontestable activité ; mais il y a loin de ces moyens d'action à la puissante médication des eaux mères ; c'est une vérité acquise depuis que la pratique médicale a largement employé celles des bords du Rhin. Il y a longtemps, en effet, que Kreutznach et d'autres établissements du voisinage jouissent d'une réputation méritée.

La France pouvait rivaliser avec eux. Malgré le nombre des salines qui couvrent notre sol, cette pensée de créer un établissement rival n'avait pas encore été réalisée ; grâce aux travaux d'expérience et de comparaison qui ont été faits sur les eaux mères de Salins, une lacune va être comblée dans le groupe des établissements hydro-minéraux qui existent en France ; l'Allemagne ne jouira pas seule du monopole exclusif des eaux mères : une partie et peut-être la majeure partie des avantages qu'elles offrent reviendra à notre pays.

Il s'agit, en effet, d'une création toute nouvelle pour la France, si elle ne l'est pas au point de vue de la science. L'établissement de bains sodo-bromurés créé à Salins, par M. de Grimaldi, réalisera toutes ces espérances, il promet à la médecine ses succès les plus beaux ; l'expérience des années précédentes en est la plus sûre garantie.

Un article particulier sera consacré à cet établissement. Nous avons des sources abondantes qui, en raison de leur faible degré de minéralisation, peuvent être utilisées en boisson, ou bien sous forme de bains chauffés ; en mêlant à ceux-ci le résidu d'évaporation des poêles alimentés par l'immersion du banc salifère, nous obtenons une eau minérale bromurée douée de propriétés médicales qui surpassent celles des rivages du Rhin. On comprend combien il sera facile d'en graduer l'activité curative, selon les indications de la science et l'état des malades.

L'intérêt nouveau attaché, dans notre province, à l'efficacité d'un traitement par les eaux salines et bromurées, rendra utiles les détails descriptifs et les recherches historiques qui me paraissent liés à mon sujet. On est curieux, avant de se rendre à un établissement de bains minéraux, de connaître la topographie du pays dans lequel il est placé, de remonter à l'époque de la découverte de ses sources et aux diverses phases de leur exploitation ! Nous cherchons à nous rendre compte, par les notions géologiques, de leur rapprochement du sol, du mode de minéralisation et des produits qu'elles donnent aux arts, à l'agriculture et à la médecine ! Il nous importe d'avoir une idée de leurs propriétés physiques, des éléments minéraux qu'elles tiennent en dissolution ! On aime à interroger la science sur les recherches tentées par les médecins dans le but d'apprécier la valeur curative de ces eaux. Dans l'étude des sciences tout se lie, un anneau de la chaîne immense vient-il à se rompre, le travail qu'on entreprend manque de connexion dans ses différentes parties, il offre des défauts d'ensemble et devient incomplet.

Cette première partie de mon travail a été consacrée à résoudre ces diverses questions ; maintenant je vais m'occuper de l'exposition des propriétés thérapeutiques de ces eaux salines, en m'appuyant sur les guides les plus certains : l'observation et le raisonnement.

DEUXIÈME PARTIE.

---

§ 1.

Propriétés médicales des eaux de Salius.

L'expérience des bons effets d'une médication dans une série d'affections morbides fournit une indication qui permet d'établir les règles d'un traitement; mais, avant de généraliser les inductions thérapeutiques, il convient d'apprécier les qualités actives de nos eaux minérales sur l'exercice de chaque fonction, sur l'ensemble de l'organisme et la constitution des humeurs dans l'état de santé, sous le triple rapport des propriétés physiques, chimico-vitales et dynamiques attribuées à ces eaux. Pour nous élever de l'action topique à la médication générale, nous prendrons comme point de départ les choses connues qui tombent sous les sens, et nous remonterons ainsi à la connaissance des modifications que ces eaux apportent aux affections morbides et à la constitution des malades. Par cette méthode philosophique, on est assuré de se former un jugement invariable, fondé sur l'étude sévère des faits et sur le raisonnement le plus éclairé.

§ 2.

Action topique physico-vitale dans l'état de santé.

L'application de compresses imbibées d'eau mère, mitigée par égale partie d'eau commune tiède, exerce sur les téguments une certaine excitation et astriction ; elles sont dues à l'impression des substances salines tenues en dissolution dans les résidus d'évaporation des eaux salées. Cette stimulation locale passagère, transmise à la trame nerveuse superficielle, aux ramuscules veineux, ainsi qu'aux bouches absorbantes, accélère la circulation capillaire cutanée de cette partie du corps en contact avec l'eau, d'où résultent de la chaleur et une rougeur momentanée.

L'eau des sources sans mélange produit les mêmes effets, mais à un moindre degré. Ainsi cette surexcitation physico-vitale diminue à mesure que l'on abaisse la température et le degré de minéralisation du liquide employé comme topique ou bain local.

Dans les bains composés avec l'eau des sources de 2 à 5°, et à la température de 28 à 30° centigrades, un sentiment de pression se fait sentir sur la poitrine, à cause de la pesanteur spécifique de l'eau salée, et, par ce motif, la personne assise dans le bain se sent comme soulevée ; la peau est parfois le siége de démangeaisons et d'éruptions éphémères, elle acquiert une fraîcheur et une souplesse très-remarquables. Un phénomène

constant se manifeste dès les premiers jours à la sortie
du bain ; c'est un besoin fréquent d'uriner et une sécrétion abondante des urines, elles deviennent alcalines d'acides qu'elles étaient auparavant, sont inodores,
et limpides comme l'eau de roche.

Si, dans le début, on mêle à un bain tiède un sixième
environ d'eau mère, aux phénomènes que nous venons
d'observer il faut ajouter la rougeur de la face ; le pouls,
moins fréquent, acquiert de la plénitude; la combinaison
des éléments alcalins avec les excrétions graisseuses qui
couvrent habituellement la peau la rend souple, glis-
sante ; les mains conservent, pendant un certain temps,
la sensation d'un corps gras. L'enlèvement de ce savo-
nule animal, par quelques frictions dans l'eau du bain,
nettoie la peau, ouvre ses pores et restitue à cet organe
toute son activité absorbante et perspiratoire; les cheveux plongés dans le liquide sodo-bromuré prennent un
aspect gras et luisant, ils sont très-hygrométriques.

En général, l'effet de ces bains se transmet des téguments aux organes spéciaux, au système digestif et
à toutes les fonctions sécrétoires ; l'appétit est plus
vif, les digestions faciles et promptes ; la respiration se
fait avec plus d'amplitude. A un sentiment de bien-être
auquel on est peu habitué, se joint celui d'une certaine
corroboration qui dispose à se livrer à tous les exercices sans qu'ils déterminent la fatigue habituelle.
Mais ces résultats sont bien différents, si, dès le commencement, on mêle à l'eau commune du bain plus du
tiers de résidu liquide bromuré : alors des déman-

geaisons vives se font sentir à la peau, elle devient rouge et chaude ; la figure se congestionne, il survient de la pesanteur à la tête, de la céphalalgie, un prurit général, des douleurs à la nuque, aux lombes, aux articulations, les membres sont agités de secousses nerveuses, le pouls plein bat plus vite. Ces accidents cérébro-rachidiens et congestionnels s'observent en partie, et à un degré plus ou moins fort, chez les femmes délicates, les personnes névropathiques ; ils laissent après la sortie du bain, et durant un certain temps, de la faiblesse et un sentiment de courbature ; le sommeil est agité, les fonctions digestives perdent de leur activité normale, ainsi que les sécrétions en général. Si l'emploi de ces bains aussi fortement minéralisés était continué, on remarquerait, chez les personnes qui en font usage, des congestions sanguines du côté du cerveau et des principaux viscères, ainsi que des perturbations graves dans le système nerveux. Une dernière observation me reste à consigner relativement aux bains préparés avec l'eau des sources : s'ils n'occasionnent pas des phénomènes physiologiques d'une aussi grande intensité, très-fréquemment ils déterminent des éruptions cutanées variées, tandis qu'elles sont une exception quand on fait servir l'eau mère à leur minéralisation dans des proportions convenables et graduées.

La première impression produite par l'eau des sources faibles de 2 degrés, bue en petite quantité, est celle que procure une saveur salée, à laquelle on s'accoutume facilement après quelques jours de cette boisson ; elle n'est guère plus désagréable que l'eau de mer renfermée dans l'intérieur des huîtres fraîches.

Néanmoins il arrive parfois que les personnes délicates, les enfants, se font violence pour la prendre dans les premiers temps ; plus tard, ils la boivent sans la moindre répugnance. Elle provoque l'appétit, facilite les digestions, neutralise les éléments acides contenus dans l'estomac ; les évacuations alvines, devenues plus copieuses, se régularisent. Souvent l'usage de cette eau, prise le matin à jeun, provoque un peu de diarrhée, elle a lieu sans coliques et n'est que momentanée ; il y a augmentation, sans fatigue, des sécrétions intestinales, des sucs bilioso-pancréatiques et surtout des urines qui sont claires, abondantes, comme après l'usage des bains salés : toutefois, avec la réserve que cette eau soit prise à doses modérées et éloignées chacune d'une demi-heure, autrement elles occasionnent des selles bilioso-séreuses, et, par le fait de leur fréquence, il y aurait diminution dans la sécrétion urinaire ; les pesanteurs d'estomac et les renvois salés ne surviennent qu'autant que cette boisson a été prise en trop grande quantité.

L'eau du Puits-à-Muire, grotte à 6°, en raison de son degré de saturation alcaline, des sulfates de soude et de magnésie qu'elle contient en plus grande proportion que les trois premiers puits signalés au tableau des analyses, détermine des purgations abondantes, avec la condition qu'on boive l'eau de cette source à doses rapprochées. Il en est de même de l'eau mère ; elle pèse sur l'estomac, qu'elle distend par des gaz, donne des nausées

et provoque le vomissement. Pour la rendre très-facile-
ment tolérable, on est obligé de la réduire au tiers et de
lui restituer son volume primitif avec de l'eau ordinaire
gazéifiée ; sans cette précaution, il serait de toute impossibilité de l'avaler, tant elle offre une répugnance insur-
montable. Quand elle est réduite au tiers, elle présente
la consistance sirupeuse et porte, en Allemagne, le nom
d'eau mère solide ou concrète. C'est dans cet état qu'elle
est expédiée de Kreutznach et Nauheim aux bains de
Hombourg, etc.

L'eau mère concrète renferme à peu près un tiers de
son poids de bromure de potassium ; cette substance est
douée de propriétés qui agissent d'une manière très-ac-
tive sur les centres nerveux cérébro-rachidiens et sur le
système lymphatique. Les tissus glandulaires s'atro-
phient par suite d'un usage longtemps continué de ce
sel fondant et résolutif : tant que le bromure de potassium pris à l'intérieur ne dépasse pas la dose de 1 à
2 grammes, donnés en plusieurs fois dans la journée,
son action se traduit par la soif, une sensation de chaleur à l'estomac, suivie d'un accroissement d'appétit et
des facultés digestives.

Mais si l'on porte tout à coup son emploi à 5 ou
6 grammes, on observe des étourdissements ; la figure
prend une expression d'hébétude. Les personnes qui
sont sous cette influence éprouvent un besoin invincible
de repos ; leur démarche est chancelante, il y a affai-
blissement notable de tous les organes de la vie de relation et même de la reproduction. C'est l'ivresse bro-

mique, telle qu'elle a été décrite par M. Puche (*Rev.*
méd. chir. de Paris, fév. 1850). Ces effets surprendront
peu, si l'on adopte l'opinion de M. Mialhe : suivant cet
auteur, le brôme doit être rangé parmi les substances
indécomposables par les humeurs. Il arrive, après avoir
parcouru le cercle circulatoire dans l'urine et les divers
émonctoires, sans avoir éprouvé de décomposition appré-
ciable. Par l'enlèvement des corps gras qui recouvrent la
peau et le stimulus que les bains salés exercent sur ce
tissu, l'absorption s'exerce dans toute l'étendue de son
activité physiologique ; elle introduit dans la circulation
une partie des principes minéraux des sources salines ;
leur présence au sein de l'économie se révèle par le
changement qu'éprouve la composition chimique des
humeurs qui offrent une prédominance alcaline, à la
place de l'élément acide qui existait auparavant. Cette
influence que l'eau de nos salines exerce sur les fonctions, dans l'état de santé, se change en puissant modificateur de l'organisme, lorsque celui-ci est atteint de
diathèse et de diverses maladies subaiguës. On aura la
mesure de son action tonique, chimico-vitale et altérante, en la mettant en rapport avec le vice lymphatique,
principe générateur de la plupart des maladies chroniques, qui sont heureusement modifiées par nos eaux sodo-
bromurées. D'après l'opinion admise généralement en
médecine, cette diathèse acquise ou héréditaire est due
à la prédominance du système veineux et lymphatique,
au ralentissement circulatoire de ces deux ordres de
vaisseaux frappés d'hyposthénie, à une altération spé-

ciale des liquides qui les parcourent, caractérisée par
une exubérance de sucs séro-albumineux très-peu azo-
tés, doués de principes acides, surtout en ce qui concerne
les vaisseaux blancs. Si les eaux mères, appliquées sous
forme de topique, accélèrent la circulation des liquides
contenus dans les veines et les vaisseaux lymphatiques,
facilitent les résorptions des humeurs, ces eaux produisent des résultats identiques sous forme de bains ou de
boisson. Considérées comme agents de guérison, les
eaux bromurées de Salins restituent au sang les éléments
alcalins qu'il a en moins, et neutralisent les acides qui
existent en plus. En raison de cette même alcalinisation,
les liquides deviennent plus fluides, et, par conséquent,
moins sujets à produire des stases et des engorgements ; un certain degré de tonicité se communique aux
capillaires sanguins et à la trame nerveuse de l'estomac
et du foie, active l'exercice des fonctions nutritives, facilite la résolution des engorgements viscéraux et l'épuration des humeurs : une hématose complète s'enrichit
de sucs parfaitement élaborés. Le système veineux cède
sa prédominance à celui des artères, en se dépouillant
d'un excès de carbone (lymphatisme). Nous saisissons
la connexion des propriétés actives de nos sources avec
l'essence de la maladie et les modifications que ces
eaux lui font subir.

Dans ces études de physiologie thérapeutique, il faut
prendre en considération l'espèce d'analogie qui existe
entre les éléments constitutifs de nos humeurs et ceux
des eaux salines. Comme les maladies, en général, dé-

pendent de l'altération primitive ou consécutive des fluides en circulation, il arrive que la guérison a lieu par l'épuration de ces mêmes liquides, leur régénération et la restitution des éléments alcalins qui faisaient défaut.

En suivant ces déductions, actuellement du domaine de la science, on se rend compte du surcroît d'énergie fonctionnelle départie à tous les systèmes organiques, et principalement aux appareils de la digestion et des sécrétions. Les sucs blancs sont éliminés, l'équilibre est rétabli entre les différents liquides, ils se trouvent dans des proportions convenables au maintien de la santé. De même que dans le traitement local, les résidus bromurés, dissous dans la boisson et l'eau des bains, agissent sur la muqueuse digestive et le vaste réseau tégumentaire, qui transmettent le stimulus aux nerfs et aux plexus ganglionnaires dont l'empire s'exerce sur les fonctions locomotrices et organiques (retour des forces, sentiment de bien-être général, bonne digestion).

Cette même tonicité d'innervation, en s'élevant à un degré convenable d'harmonie fonctionnelle, s'oppose aux localisations vicieuses de l'élément nerveux; elle en coordonne les mouvements (névroses asthéniques).

L'afflux nerveux déversé, par l'usage interne et externe de ces eaux, sur les centres nerveux et les organes de l'hématose, paraît être en contradiction avec l'état névropathique de certains individus auxquels ce traitement est indiqué. Cette objection s'évanouit quand on pense que cette modification s'adresse aux affections nerveuses par débilitation.

Hippocrate nous apprend que le sang est le régulateur de l'affection nerveuse, affaiblie ou irrégulière. L'indication curative pour combattre cet état morbide se trouve remplie par l'emploi des bains dont nous parlons ; ils enrichissent l'hématose , coordonnent les oscillations nerveuses et leur impriment un mode de tonicité convenable au rétablissement de la santé (chloro-anémie ; névralgies concomitantes ; épuisement des forces; convalescence de longues maladies). Cette aptitude à fortifier l'action nerveuse, à neutraliser l'exubérance des sucs acides dont la plus grande liquéfaction accroît la fluidité, est une des conditions principales, ainsi que nous l'avons déjà observé, pour obtenir lentement, mais à coup sûr, la résolution des tissus glandulaires et parenchymateux, atteints d'engorgements chroniques. Parmi ces derniers, il faut comprendre les viscères sous-diaphragmatiques (hépatite-splénite, etc.). Ces mêmes composés minéraux sont propres, d'après MM. Mialhe et Bouchardat, à combattre la glucosurie; et avec des motifs non moins rationnels que fondés sur la pratique, ce traitement est approprié à la guérison des arthrites chroniques, à la goutte ; il prévient la lithiase et la formation des calculs d'acide urique. Les guérisons des phlogoses latentes, des tuméfactions consécutives à l'inflammation des tissus articulaires, font la réputation des sources salées de tous les pays. La tendance à l'exsudation fibrineuse, principe de phlogose et d'engorgements, est favorisée par la décroissance du sérum, ainsi que des alcalis dans le sang ; et, pour donner à ces explications théoriques un caractère remarquable de vérité, M. Basham, médecin de l'hôpital de Wetsminster, cite de promptes guérisons d'arthrites par les applications permanentes d'étoffe de laine (spongio-pile), imbibée d'une solution concentrée de nitrate de potasse, sur les surfaces malades. Cette opinion a été reproduite à l'Académie de médecine par M. Cahen, dans l'*Exposé de ses recherches sur l'alcalinité du sang de l'homme*. En attendant que l'on soit fixé sur la valeur thérapeutique de ce système, je puis démontrer que l'eau mère de la saline de Salins, employée en topique, est un puissant adjuvant du traitement des affections externes entretenues par une diascrase lymphatique. Les phénomènes pathologiques observés au dehors ne diminuent qu'en proportion de la décroissance des altérations constitutionnelles à laquelle contribuent, pour la plus grande part, les deux grandes surfaces absorbantes, la peau et la muqueuse gastro-intestinale.

En général, les eaux minérales de Salins, employées en boissons, topiques ou bains, ont des propriétés stimulantes, toniques, résolutives et altérantes, selon l'appareil de sécrétion auquel elles s'adressent ; elles favorisent les fonctions de la peau et du tube intestinal ; elles jouissent de propriétés résolutives et fondantes, de même qu'elles exercent une tonicité spéciale sur l'innervation ; elles rappellent à leur type physiologique

4

les sécrétions viciées ou supprimées, et sont considérées comme le plus puissant modificateur de la crase des humeurs, ainsi que de la vitalité des tissus morbides.

Quand la médecine se rend compte, autant que ses connaissances le permettent, de la nature des maladies, des causes, des effets et des moyens d'y remédier, elle se rapproche des sciences exactes ; en s'adressant à l'intelligence des malades, on les dispose à suivre un traitement dont ils comprennent les avantages par le raisonnement et l'expérience des faits. C'est dans cette pensée que j'ai cru devoir émettre ces idées générales, qui feront ressortir le mode d'activité de nos eaux minérales, mis en rapport avec la nature des principales maladies auxquelles l'usage de nos bains est approprié. Ensuite, sans entrer dans d'autres explications de physiologie thérapeutique, je vais tracer le cadre nosologique de ces mêmes affections, divisées par groupes que caractérisent des éléments morbides semblables, avec leurs différentes transformations morbides, selon le siége et les tissus qu'elles occupent.

§ 3.

Indications curatives.

Groupe scrofuleux. — Le vice lymphatique se présente sous plusieurs formes variées, depuis l'engorgement glandulaire, l'ulcération avec décollement des bords de la peau, les éruptions herpétiques, jusqu'au ramollissement, à la carie et à la courbure des os. Les eaux minérales de Salins guérissent sans récidive, et, quand elles sont employées à temps opportun, elles peuvent modifier la constitution des malades, de façon à dissiper très-rapidement ces chapelets de glandes qui envahissent le cou, et rendent l'existence à charge à ceux qui en sont affectés. Employées comme topique, les eaux mères sont le moyen le plus efficace contre les engelures et le développement du goître, si commun au bas de la première chaîne du Jura.

Dans le carreau, ou engorgement des glandes du mésentère, les enfants maigrissent, sont pâles, leur figure se ride comme chez les vieillards, leur ventre est tendu, dur, rénitent; les selles, liquides, sont grisâtres et fréquentes. Sous l'influence de ce traitement, qui doit être entrepris avant que les glandes mésentériques éprouvent un commencement de travail de suppuration, les enfants reprennent leur physionomie normale et habituelle, l'appétit revient, les digestions sont bonnes, et on ne découvre plus d'indurations glandulaires dans le ventre, qui a repris sa souplesse et son volume ordinaires. On ne peut douter qu'un agent minéral qui modifie si puissamment l'état morbide des parties molles ne reverse pas la même force d'activité thérapeutique sur la texture intime des os, ainsi que le fait remarquer M. Baudelocque, dans ses recherches sur l'iode. Ces bains sodo-bromurés sont un moyen doué de la plus rare efficacité dans le traitement des tumeurs blanches,

avec gonflement subinflammatoire de l'extrémité spongieuse des os, affection grave, souvent compliquée de
l'altération des cartilages articulaires, avec dénudation,
carie et trajets fistuleux. Suite de la viciation du système lymphatique, ces lésions s'observent souvent dans
les os courts de la main et du pied ; la même indication
thérapeutique se présente chez les enfants atteints de
rachitisme, avec tuméfaction de l'extrémité des os longs,
ramollissement et courbure dans leur extrémité. Il ne
faut pas attendre cependant que l'on observe une forte
incurvation dans l'épine vertébrale, avec faiblesse et
maigreur des extrémités, pour invoquer ce traitement :
il prévient ces déviations, en arrête les progrès, de concert avec le régime et les soins hygiéniques. Ensuite, la
constitution modifiée permet de recourir, pour le redressement des difformités, aux agents mécaniques et
gymnastiques, qui sont beaucoup plus nuisibles qu'a-
vantageux lorsqu'on a négligé auparavant de soumettre
les malades à un traitement de nature à apporter un
changement favorable à leur constitution. Si une grande
valeur thérapeutique est attachée à nos bains, dans les
affections que je viens de citer, ils né sont pas moins
avantageux aux personnes affectées de maladies chroniques des yeux : ainsi des blépharites chroniques, qui
rendent le bord libre des paupières rouge et chassieux,
l'otorrhée, l'inflammation passive de la muqueuse naso-
labiale avec suintement, rougeur, tuméfaction du nez
et de la lèvre supérieure, signes qui trahissent communément au dehors l'existence du vice lymphatique. Il en

est de même pour les ulcères atoniques, avec fond grisâtre et ralentissement dans la circulation veineuse des extrémités inférieures. Au milieu de nos piscines, les chairs se raviveut, se couvrent de bourgeons charnus, premier élément d'une régénération des tissus et avant-coureur d'une cicatrice solide et durable. On peut s'attendre aux résultats les plus heureux de l'usage de ces bains sodo-bromurés dans le traitement des éruptions herpétiques. Les dartres humides, pustuleuses, vésiculeuses, l'impétigo, l'herpès, le porrigo, l'eczéma cèdent plus facilement à l'action médicatrice de ces eaux que les dartres sèches, parce que les premières sont presque toujours symptomatiques d'une diathèse humorale ; j'excepte cependant le prurigo, l'acné, les éruptions furonculeuses, le pythiriase, les dartres farineuses étendues sur le front et le cuir chevelu. Le psoriasis, espèce d'éruption cutanée, formée de taches disséminées ou continues, recouvertes d'écailles épidermiques, est l'affection de ce genre qui résiste le plus à ce mode de traitement. En général, sous l'influence de ces bains, le prurit cesse, la peau qui était sèche, aride, devient molle et souple ; elle se dépouille des croûtes qui la recouvraient ; une surface rouge apparaît, remplacée bientôt elle-même par la couleur naturelle. On voit tarir les excoriations qui suintaient des téguments rouges, eczémateux ; et comme il faut chercher la cause de la plupart de ces affections herpétiques dans un état strumeux constitutionnel, on ne doit point s'étonner que nos eaux, si propices à détruire ces éléments diathé-

4

siques, fassent sécher ces dartres, puisqu'elles ont tari la source humorale.

Cette faculté de résoudre les indurations liées à la constitution scrofuleuse, et d'atrophier les tissus glandulaires, s'étend au foie, à la rate, aux testicules, aux ovaires, et même à l'engorgement passif du col de la matrice.

Dans certains cas de stérilité qui tiennent à un état maladif des ovaires, à une atonie nerveuse de la matrice, ces eaux ont la propriété d'accroître la somme de vitalité de ces organes, au point de leur restituer la force génératrice qu'ils avaient perdue. La boisson et les bains d'eau salée réussissent très-bien dans les rhumatismes, les arthrites chroniques, la goutte atonique, la gravelle d'acide urique, la formation des calculs, ainsi que dans la glucosurie, la syphilis secondaire et tertiaire. Les guérisons que j'ai obtenues, les expériences faites par M. Ricord, dans de semblables affections vénériennes, avec l'hydrobromate de potasse, ne laissent, à ce sujet, aucune incertitude sur l'efficacité des eaux bromurées de Salins.

C'est aux praticiens placés au voisinage des sources qui contiennent des composés de brôme d'agrandir le champ de cette expérimentation. Je fais les mêmes vœux pour la prophylaxie des affections tuberculeuses des poumons à leur début.

Si l'on considère que la tuberculisation pulmonaire se développe le plus souvent dans les familles atteintes du vice strumeux dont on peut prévenir le développement, n'en doit-il pas être de même de la phthisie pulmonaire, lorsque cette affection n'est point encore accompagnée de symptômes consécutifs, de mouvements fébriles, et que le traitement bromuré s'adresse à de jeunes personnes, que l'hérédité et une constitution particulière disposent à cette maladie, remarquable par ses analogies avec la scrofule, relativement à l'origine, l'état pathologique des tissus, et le traitement composé, dans l'un et l'autre cas, de préparations d'iode ou de brôme? Quelques succès, rendus incomplets par l'imprudence des malades et peut-être l'état tuberculeux trop avancé, donnent à ces consolantes prévisions un haut degré de certitude, si les malades soumis au traitement par les eaux bromurées sont placés dans les conditions les plus favorables pour aider au succès de cette médication.

Groupe chirurgical. — L'effet que produisent les eaux mères, sous formes de topique et de bain local, dans l'état de santé, nous met à même d'apprécier leur activité, dans les cas de lésions externes, mieux encore qu'à Bourbonne; cette eau minérale est d'une très-grande énergie thérapeutique, lorsqu'elle est appliquée dans les engorgements articulaires causés par des entorses; les fractures au voisinage des grandes articulations, les demi-enkyloses, les atrophies des membres, à la suite d'anciennes blessures; les ecchymoses profondes, les contusions, etc. : toutefois, avec la réserve que ces lésions peu douloureuses ne soient pas entretenues par des éléments de phlogose aiguë.

§ 4.

Contre-indications.

D'après les notions que nous avons acquises sur l'activité médicale de ces eaux minérales, il est facile de voir que leur emploi est contre-indiqué dans toutes les affections aiguës accompagnées d'un mouvement fébrile et de réaction sanguine. Elles sont interdites à toutes les personnes pléthoriques disposées aux hémorrhagies actives, aux congestions de sang, ou qui portent des exanthèmes dont le caractère offre une grande acuité. Leur nocuité est également reconnue lorsque les malades sont atteints d'anévrysmes, de crachements de sang ; dans les cas de scorbut, de suppuration interne et de désorganisation des viscères. Ce traitement est préjudiciable aux constitutions sèches, nerveuses, irritables, et, à plus forte raison, lorsque les téguments sont le siége d'éruptions qui rendent la peau très-impressionnable. Les femmes feront bien de ne pas se soumettre à l'usage de ces bains dans les derniers temps de la grossesse ; on les interrompra pendant l'époque menstruelle ; dans tous les cas, le degré de minéralisation de ces eaux doit être mis en rapport avec le degré de sensibilité des individus et des organes en particulier. Malgré ces précautions, on en cessera l'emploi en boisson ou en bains, alors qu'elles occasionneront une surexcitation inaccoutumée, de la pesanteur, de la tension à l'estomac, et une sécrétion moins abondante de l'urine. En général, leur usage est nuisible aux personnes qui, après cinq ou six bains, pâlissent, n'ont plus d'appétit, digèrent mal, éprouvent de la faiblesse, de la courbature et de l'insomnie, et lorsque la maladie, au lieu de s'amender, prend un caractère d'exaspération. On a l'espoir que ces bains seront salutaires, lorsque les malades se trouvent dans des conditions de santé entièrement opposées aux précédentes et qu'à un sentiment de bien-être se joint une vigueur nouvelle, avec de meilleures digestions, des urines abondantes limpides, des nuits calmes et réparatrices des forces. Ces eaux sodo-bromurées ayant la propriété de faire perdre au sang une partie de sa plasticité et de le rendre plus fluide pendant un certain temps, cette médication longtemps continuée peut entraîner des accidents très-graves, surtout lorsqu'on a affaire à des constitutions molles, affaiblies, et que le travail de la digestion est incomplet : les malades finissent par tomber dans la cachexie séreuse alcaline. Il est une période du traitement qu'il est prudent de ne point dépasser chez certaines constitutions lymphatiques. Elle est indiquée par une grande faiblesse, de l'inappétence, la pâleur et la bouffissure de la face, un ralentissement général de l'activité organique et l'alcalinité des humeurs qui se traduit par les agents chimiques, le papier de tournesol ou de curcuma plongés dans les urines des malades. On imprégnera de leur salive un papier amidonné touché avec l'acide nitrique ;

dans le cas de saturation bromique, ce papier prend
une couleur jaune ; il faut se méfier d'une surexcitation
générale, que le malade prend pour le retour de forces
nouvelles : elle est le présage d'une congestion sanguine
toujours funeste, ou du passage à l'état aigu d'une inflammation passive et latente des organes viscéraux.

N'est-ce point à cette administration à doses exagé-
rées des eaux mères dans les bains chauds qu'il faut
attribuer les quelques insuccès qu'on a observés ? Il
suffit, pour inspirer confiance dans l'emploi de ces
eaux mères douées d'une si grande énergie, et obtenir
des succès assurés, de tenir compte, sous le rapport
de leur dosage, de l'âge, de la constitution des malades,
de la susceptibilité du système nerveux , de l'habitude
acquise par plusieurs jours de traitement ; il ne sera
conseillé qu'à des sujets dont on peut rationnellement
espérer la guérison, ou du moins l'amélioration pro-
chaine et durable.

§ 5.

Prophylaxie ou moyens curatifs.

Jusqu'à présent, nous avons examiné ce traitement
comme moyen curatif, il mérite également une étude
particulière comme agent préservatif d'une foule d'affections qui flétrissent la vie dès l'âge le plus tendre.
Il convient principalement aux jeunes filles lymphati-

ques, à l'approche de la puberté ; ces eaux facilitent par une incitation légère et graduée l'action des plexus ganglionnaires du système digestif et des organes gé- nitaux plongés dans l'inertie et une faiblesse radicale. Je ne connais pas de moyen plus propre pour lutter contre l'inappétence, les goûts bizarres qui font que les jeunes filles refusent de manger, ou préfèrent, pour leur nourriture, des fruits acides, des aliments féculents, le laitage. Cette alimentation de mauvaise qualité, non réparatrice, est insuffisante aux besoins de l'organisa- tion, qui prend un grand développement dans la période de puberté : l'hématose est imparfaite, la jeune fille pâlit, ses lèvres sont décolorées, sa constitution se dé- tériore, le caractère devient irritable, inégal, capricieux ; c'est alors que les névroses digestives, les palpitations de cœur, les essoufflements au moindre exercice, se dé- clarent avec le cortége inévitable des pâles couleurs et de l'anémie, les déviations de la colonne vertébrale, le germe des tubercules déposé dans les poumons, etc. Tous ces accidents morbides, qui ont un si grand reten- tissement dans un autre âge, peuvent être conjurés avec les bains d'eau sodo-bromurée de Salins, par le sur- croît d'énergie vitale qu'ils développent dans toutes les fonctions, principalement dans les fonctions de la cir- culation. Ils s'opposent au développement de la chloro- anémie, et font disparaître, comme par enchantement, tous les symptômes de cette maladie, de même que dis- paraissent les dyspepsies si fréquentes chez les demoi- selles à l'âge de leur complet développement ; leur teint

s'anime, la joie brille sur leur visage, excitée par le retour à la santé, et les rend désireuses de se livrer aux
longues promenades et aux exercices qu'elles redou-
taient jusqu'alors. La transition de l'enfance à la véritable jeunesse se fait sans anxiété, sans douleurs; et
l'apparition des flux mensuels parfaitement réguliers
donne aux familles un gage de santé durable.

On peut dire que des phénomènes qui accompagnent
cette époque critique dépend pour la femme le bonheur
de la vie entière; c'est pourquoi nous ne saurions trop
insister sur les avantages que les eaux de Salins offrent
à la santé publique.

On remarque, chez quelques jeunes gens à constitution faible, des prédispositions analogues à celles qui
sont, en quelque sorte, l'apanage d'un autre sexe:
elles réclament un traitement semblable, qui sera également conseillé aux enfants débiles qui présentent un
temps d'arrêt dans le développement du corps et offrent
des signes non équivoques de chloro-anémie. Cette médication sera invoquée, à des époques plus ou moins
éloignées, pour prévenir le retour des affections diathésiques, ainsi qu'à la suite de toutes les maladies de
longue durée qui, sans offrir de dégénérescence organique, portent une atteinte profonde à la constitution et
à l'innervation; c'est un moyen excellent pour restituer
les forces et hâter le rétablissement complet de la santé,
dans la convalescence des affections chroniques ou des
fièvres graves continues.

§ 6.

Observations.

L'opinion que je professe sur l'efficacité des eaux de Salins ne se base point sur quelques faits thérapeutiques observés çà et là, c'est désormais pour moi une conviction acquise, et résultant d'expériences nombreuses et d'observations consciencieusement recueillies. L'entraînement irréfléchi des médecins qui se passionnent pour un médicament nouveau leur fait souvent généraliser, *à priori*, les propriétés curatives de ce médicament, avant que le temps et l'expérience aient prononcé.

Les éloges que j'accorde à la médication sodo-bromurée des sources de Salins ne sont point empreints d'exagération. C'est avec la plus grande liberté d'esprit que j'ai suivi, depuis huit ans, l'action médicale de nos eaux salines sur un très-grand nombre de malades, tant dans ma pratique qu'à l'hôpital de notre ville. Parmi ces observations, je choisirai celles qui me paraissent le plus dignes d'être relatées, en prenant pour point de départ les phénomènes morbides qui tombent chaque jour sous nos sens; je m'élève de l'action topique à la médication dynamique ou altérante. Autant qu'il me sera possible, je classerai par groupes appartenant à la même famille pathologique les maladies qui font le sujet de mes observations; chaque genre sera considéré comme l'expression symptomatique d'une diathèse qui revêt une forme particulière, selon le siége et le tissu qu'elle occupe ; à la suite de chaque observation, l'action thérapeutique sera mise en contact avec l'état morbide des individus, ainsi que nous en avons pris l'engagement dans la préface. En généralisant ces différents rapports, déduction rigoureuse des faits émanés de la pratique et de la théorie, j'espère être assez heureux pour établir sur une base solide les propriétés médicales des eaux-mères de Salins et celles de nos sources minérales.

1re OBSERVATION. — *Action topique.*— *Goître multilobulé.*

N..., apprenti cordonnier à Salins, 17 ans, lymphatique, porte, depuis l'âge de 10 ans, un goître énorme, multilobulé, beaucoup plus gros à droite qu'à gauche : le col a 63 centimètres de circonférence. Le 13 novembre 1845, on appliqua sur ces tumeurs des compresses pliées en plusieurs doubles et trempées dans l'eau-mère; elles étaient recouvertes de taffetas gommé sur lequel s'appliquait une cravate. Le topique n'était maintenu que pendant la nuit. Après 10 jours de ce traitement local, l'hypertrophie thyroïdienne diminua de 5 centimètres : on comptait 5 millimètres de diminution par jour; la circonférence du col n'était plus que de 53 centimètres après 16 jours, lorsque N... abandonna ce traitement, qui lui fit éprouver des picotements, un peu de rougeur passagère aux téguments du col, et surtout un goût salé qui se communiquait à la salive et durait une partie de la matinée.

Cette observation démontre avec toute évidence la prompte absorption des éléments sodo-bromurés par voie d'endosmose, et leur faculté éminemment résolutive.

2e OBSERVATION. — *Blessure à la jambe gauche.* —
Sang extravasé dans le tissu cellulaire.—Prompte résorption.

M. Jacquin, de Salins, âgé de 67 ans, s'occupait, le 29 juillet 1849, à fendre du bois, lorsqu'il se frappa d'un coup de hache à la partie supérieure et externe de la jambe gauche ; il en résulta une plaie oblique, longue de 8 centimètres, qui pénétrait jusqu'à l'aponévrose tibiale ; elle saigna très-peu, mais immédiatement il se manifesta aux environs, et surtout au-dessous de l'endroit vulnéré, une vaste suffusion sanguine. Deux jours après, elle formait plusieurs tumeurs dures, inégales, bosselées, oblongues, du volume d'une noix, produites par l'extravasation du sang qui donnait aux téguments la couleur noirâtre propre aux ecchymoses. La station devint impossible, et le membre malade était dans la demi-flexion forcée. Jacquin entra à l'hôpital trois jours après sa blessure. On entretint d'une manière permanente sur ces tumeurs sanguines une étoffe de laine très-épaisse, imbibée d'eau-mère réduite à moitié par l'ébullition. Au moyen de ce traitement local, la couleur ecchymotique des téguments commença à pâlir, les tumeurs s'amollirent, et, au sixième jour, les nodosités n'existaient plus ; la peau avait repris sa couleur naturelle, et le malade marchait aussi facilement qu'avant son accident. Pour obtenir, en aussi peu de temps, une complète résolution d'une quantité aussi considérable de sang épanché, il faut, de toute nécessité, faire intervenir une action chimique, fluidifiante, par l'absorption veineuse des éléments sodo-bromurés. Cette opinion coïncide avec celle de M. Brasham, que j'ai eu l'honneur de faire connaître plus haut. On sait que ce médecin anglais démontre par des faits la défibrination et la liquéfaction du sang, au moyen de topiques alcalins, placés sur les téguments en rapport avec le siége d'une phlogose locale. Tout en faisant cette large part à l'activité chimique des sels, par leur absorption et par un phénomène d'endosmose, il faut admettre que la tonicité astringente de l'eau-mère a contribué beaucoup plus à ce travail de résorption et de résolution. Nous ne manquerons pas de faits analogues, qui prouvent la supériorité de ce traitement topique, rendu rationnel par cette même théorie physico-chimique. Les observations suivantes lui donneront plus d'extension dans ses applications à d'autres maladies.

3e OBSERVATION.—*Forte contusion de la jambe, dans ses couches musculaires profondes.*

Rombeck, caporal au 17e régiment de ligne, en garnison à Salins, tomba, en juillet 1845, du haut d'un parapet élevé de cinq mètres au-dessus du sol ; la chute se fit sur les pieds, puis il retomba, la jambe droite étant repliée sous les fesses. La station devint impossible ; les muscles extenseurs des orteils, ceux de la région postérieure de la jambe, les péroniers, étaient excessivement douloureux ; il se manifesta aussitôt une tuméfaction considérable de la partie moyenne et supérieure de la jambe. Cette lésion se bornait à une contusion profonde des fibres musculaires, en rapport avec la région tuméfiée, et à un épanchement sanguin dans les tissus interstitiels des muscles, sans altération de couleur à la peau. Des compresses imbibées d'alcool camphré, maintenues sur le membre souffrant, ne changèrent nullement la position du malade, qui était forcé de garder le lit. Le lendemain, on remplaça l'eau-de-vie camphrée par des applications d'étoffe de laine pliée en quatre, et trempée dans l'eau-mère ; on les rendit permanentes, en réitérant souvent l'imbibition de la laine. Après quarante-huit heures de ce traitement topique, le membre contus avait repris ses dimensions normales et le libre exercice de ses mouvements. Ce militaire put sortir de la caserne et se promener.

4ᵉ Observation.—*Engelures*.

Justine G..., domestique à Salins, 40 ans, constitution lymphatique, a, depuis l'enfance, des engelures aux mains et aux pieds. Pendant l'automne et l'hiver, les téguments de ces parties se tuméfient, deviennent douloureux, d'un rouge violacé; la peau se gerce et s'excorie. Plusieurs pommades avaient été employées inutilement. En novembre 1845, son état de souffrance allait la mettre dans la nécessité de quitter son service. D'après mon avis, elle mit ses mains et ses pieds dans l'eau-mère froide, deux fois par jour, avant les repas; ces bains locaux étaient d'une demi-heure. Après six jours de ce traitement, on ne remarquait plus de sub-inflammation et de gerçures aux extrémités ; les doigts avaient repris leur flexibilité, et les téguments de ces parties leur couleur naturelle. Depuis ce moment, un très-grand nombre de personnes et surtout d'enfants, placés dans les mêmes conditions morbides, se sont guéris très-promptement en employant ces bains par-tiels, composés avec l'eau-mère de la saline; elle est aussi, contre cette maladie, un moyen préservatif telle-ment vulgarisé à Salins, que tous ceux qui sont sujets à cette affection très-douloureuse en préviennent infailli-blement le retour avec quelques lotions pratiquées à l'approche de la saison froide.

L'engelure est une subinflammation de la peau et du tissu cellulaire sous-jacent, produite par une stase vei-neuse dans des parties dépourvues de réaction arté-rielle suffisante, à cause de leur éloignement du cœur et de la constitution lymphatique des individus atteints de ce mal. L'indication pour guérir consiste à rendre à ces tissus le degré de tonicité qui leur manque, au sang veineux sa fluidité, et d'imprimer à cette circulation et aux capillaires artériels de ces parties une impulsion

vitale, capable d'amener la résolution de cet engorgement passif. Les résultats curatifs obtenus au moyen
des lotions d'eau-mère nous font connaître leur mode
d'activité, mis en rapport avec la maladie qui révèle sa
nature par le fait même du traitement mis en usage;
cette interprétation, aussi simple que lucide, est un résumé de mes considérations théoriques précédemment
exposées sur les propriétés médicales des eaux bromurées de Salins, et le lymphatisme dans les engelures au
premier degré.

5e OBSERVATION. — *Alopécie.*

Deux religieux attachés à l'établissement des frères
de Sainte-Marie de Salins, l'un âgé de 40 ans et l'autre
de 26 ans, doués tous les deux d'une bonne constitution, suaient abondamment de la tête, surtout en été.
Cette sueur était acide; elle déposait un enduit gras sur
le linge et le cuir chevelu, qui se dépouillait par places
de 4 à 5 centimètres carrés; le peigne les faisait tomber par touffes chaque matin. Ce qui restait de la chevelure fut coupé durant l'été de 1847, et ces religieux
se lotionnèrent la tête trois fois par jour, avec une éponge
imbibée d'eau-mère de notre saline. Trois semaines
après ce traitement, les places dénudées se recouvrirent
de petits cheveux fins et épais; dans l'espace de trois
mois, ils avaient acquis le développement de ceux qui
avaient résisté à la maladie, et rien aujourd'hui ne peut

faire soupçonner quels ravages cette alopécie avait produits.

Plusieurs demoiselles de Salins, qui portaient une
chevelure très-peu fournie et courte, comme s'il y avait
eu un temps d'arrêt dans son développement, obtinrent
des résultats semblables avec les mêmes lotions minérales. Ainsi ce traitement topique, admis généralement
à Salins pour prévenir et combattre les engelures, est
employé avec un égal succès contre la chute prématurée des cheveux, qui prive les personnes du sexe de leur
plus bel ornement.

Une des causes fréquentes de l'alopécie provient des
sueurs acides qui baignent la tête de certains individus ;
elles déposent sur le cuir chevelu un enduit corrosif qui,
par son contact, altère le bulbe et l'origine des cheveux, en détermine la chute prématurée. Ce sont des
sueurs de ce genre qui amènent l'alopécie chez les nouvelles accouchées et les convalescents de la fièvre typhoïde grave ; dans ce cas, cette excrétion a un caractère tellement acide qu'elle rougit le papier de tournesol,
et répand une odeur fade, acéteuse, de paille pourrie.
Dans ce genre d'alopécie, le seul que j'étudie maintenant, l'eau-mère, appliquée en lotions, est un dissolvant
de la crasse accumulée autour de la racine des cheveux :
les alcalis absorbés par les pores du cuir chevelu sont
restitués aux éléments de la sueur, et neutralisent les
principes acides qu'elle contenait. Ces lotions ne sont-
elles pas un véritable amendement animal, comparable
à celui mis en usage par les cultivateurs ? Ainsi que les

animaux, les plantes possèdent des organes de digestion; ils offrent également une grande analogie dans les
éléments moléculaires de l'organisation animale.

Ces considérations sur l'action topique de nos eaux
minérales renferme les prémisses d'une étude beaucoup
plus importante, en ce qu'elle concerne la médication
altérante par les eaux salées, dans le traitement général de la diathèse strumeuse. En traçant les observations
suivantes, nous nous proposons d'atteindre ce but auquel nous amènent les faits que je viens d'exposer.

6e OBSERVATION. — *Groupe lymphatique.*— *Traitement général
et local.*

B., de Bracon, commune rurale près de Salins, âgé
de 23 ans, scrofules héréditaires; il buvait habituellement des eaux séléniteuses et habitait un rez-de-chaussée
humide et obscur. Il porte depuis l'âge de sept ans les
signes caractéristiques de la diathèse lymphatique :
engorgement des glandes cervico-maxillaires; blépharokératite habituelle; pendant l'hiver, engelures aux mains
et aux pieds, prenant une couleur rouge violacé, etc.
Des cicatrices démontrent, par leurs stigmates indélé-
biles, que les glandes sous-maxillaires ont été souvent
le siége de foyers purulents; maintenant elles forment
des bosselures qui donnent au cou un aspect d'autant
plus difforme, qu'elles se groupent aux environs d'un
goître bilobé ancien. Dans le mois de juillet, on a fait
prendre à B... dix bains d'une heure et demie à deux

5.

heures, composés chacun d'un cinquième, et, à la fin, d'un quart d'eau-mère, à la température de 30° centigr.; pendant ce traitement, il a été purgé deux fois. Le résultat a été des plus heureux et ne s'est complétement manifesté que dans le mois de septembre. L'application autour du cou de flanelles imbibées d'eau-mère tiède coopéra non-seulement à la résolution de l'induration glandulaire, mais encore à celle du bronchocèle; il fut également guéri de la blépharite chronique. Cette médication donne à croire que l'adénite et le goître ont la même origine, et ne sont qu'une forme de la diathèse lymphatique, puisque ces altérations morbides se sont développées en même temps, et sous des influences pathogéniques semblables. Seulement il faut ajouter l'usage, pour boisson, d'une eau chargée de sulfate de chaux et magnésienne, en ce qui est relatif à la production goîtreuse.

B... n'a point éprouvé de récidives à sa maladie, malgré les conditions mauvaises dans lesquelles il se trouve jusqu'à présent.

7e Observation. — *Goître multilobulé héréditaire.* — *Lymphatisme.* — *Traitement local et général.*

Le sieur S...., cultivateur à Aiglepierre, près de Salins, porte, depuis l'âge de la puberté, un goître qui a pris un très-grand développement; il occupe les parties latérales et antérieures du cou; divisé en plusieurs lobules, séparés par des dépressions à la peau, il pré-

sente en avant une étendue de 30 centimètres. Père d'une
nombreuse famille, ses enfants ont hérité de son tempérament lymphatique et de l'engorgement thyroïdien.
Il faut dire, avant tout, que les eaux qui servent de boisson aux habitants de ce village viennent de la formation gypseuse, et sont saturées de sulfate de chaux com-
biné à la magnésie, circonstance hydro-géologique qui
sert à interpréter la cause de l'endémicité goîtreuse
dans cette localité du Jura, bien mieux que l'absence
des iodures.

Cet homme, fatigué par cette masse énorme qui gê-
nait sa respiration, à cause de la compression exercée
sur la trachée-artère, inquiété par les progrès incessants
de cette maladie, vint me consulter en juillet 1848.
Après lui avoir fait comprendre qu'il n'obtiendrait l'a-
trophie de son bronchocèle qu'en agissant sur toute la
constitution, au moyen des bains minéralisés avec les
eaux-mères de la saline de Salins, il suivit mon avis, et
fit marcher de front le traitement local et le traitement
général. Dans ses bains tièdes, d'une heure et demie de
durée, il mélangeait le cinquième, puis le quart, et définitivement le tiers d'eau-mère, à laquelle on faisait
subir moitié de réduction, lorsqu'elle servait à imbiber
une étoffe de laine pliée en double, et maintenue sur le
devant du cou. A la fin de juillet, il cessa son traitement,
qui a consisté en vingt bains minéraux et en autant de
jours d'application du topique bromuré : le diamètre
antérieur du cou avait diminué de 8 centimètres, et, à la
fin du mois d'août, le travail de résolution continuait et

donnait pour résultat une diminution totale de 12 centimètres. Maintenant le cou est dans un état à peu près ordinaire, sauf un peu d'empâtement des tissus perthyroïdiens ; le malade respire à son aise, et la respiration, auparavant nasale, a repris son type normal.

Cette observation et celle qui précède viennent confirmer l'opinion que j'ai établie sur la cause, la nature et le traitement du goître, dont on ne peut espérer la cure radicale qu'autant que la constitution est entièrement modifiée, surtout si l'induration thyroïdienne héréditaire se rattache à un état lymphatique, comme dans le cas dont nous avons fait mention.

8e OBSERVATION. — *Adénite sous-maxillaire. — Goître. — Blépharokératite. — Arthrite scrofuleuse. — Tuméfaction du gros orteil du pied gauche.*

François V..., de Villeneuve d'Aval (Jura), 18 ans, constitution strumeuse, fut atteint d'engorgement subinflammatoire des glandes sous-maxillaires, il y a cinq ans ; deux de ces glandes s'abcédèrent en 1846. Son état morbide était le suivant : rougeur, tuméfaction, suintement continuel des ouvertures nasales ; double kératite; opacité d'une partie de la cornée transparente ; en même temps gonflement, rougeur des téguments du gros orteil du pied gauche; arthrite scapulo-humérale du côté droit. La douleur était si aiguë dans cette articulation tuméfiée, qu'elle mettait le malade dans l'impossibilité d'imprimer le moindre mouvement au bras droit,

Traitement : tisane de houblon iodurée ; collyre au nitrate d'argent ; frictions sur l'épaule malade avec l'onguent mercuriel belladonné ; des cautères avec la pommade caustique sont placés sur cette région scapulaire. Tous ces moyens thérapeutiques ne changèrent pas l'état morbide du jeune V...; l'articulation scapulo-humérale, toujours souffrante, était le siége d'une ankylose complète. En avril 1847, un bain tiède d'une heure et demie, pris le matin et le soir pendant seize jours, dans lequel on ajoutait le cinquième et, à la fin, le quart d'eau-mère le guérirent, non-seulement de l'arthrite scapulo-humérale, mais encore de la kératite, qui menaçait de le plonger dans une cécité complète. On ne remarquait plus autour du cou que les cicatrices irrégulières et adhérentes causées par la suppuration cellulo-glandulaire ; la tuméfaction rougeâtre du gros orteil ne se faisait plus observer. Au printemps de 1848, les glandes du cou menacèrent encore de se phlogoser ; cette légère récidive du mal céda à quelques bains sodo-bromurés et à un traitement topique avec l'eau-mère de notre saline.

Il reste démontré par cette observation qu'on ne peut compter sur une cure radicale des scrofules qu'en persévérant, pendant un ou deux mois, dans l'emploi des bains salés et les soins hygiéniques ; il s'agit de reconstituer l'organisme, et l'on sentira combien il est nécessaire de ma cher dans cette voie de régénération constitutionnelle, que nous offre le traitement mis en usage à l'établissement minéral de Salins.

En considérant combien la récidive du mal a été faible, on a la preuve que le traitement de l'année précédente avait neutralisé, en grande partie, les éléments morbides de la diathèse scrofuleuse. J'ai vu ce jeune homme dans le courant de l'été 1849 ; il avait tiré à la conscription, et se trouvait si bien portant qu'il n'a pas voulu faire valoir les traces de son ancienne maladie comme un motif d'exemption du service militaire.

Dans son rapport sur les propriétés curatives des sources minérales de Salins et celles de leurs eaux-mères, M. le docteur Jolly s'exprime en ces termes, au sujet de leur emploi contre le vice lymphatique et les différentes formes que prend cette diathèse morbide :

« Ce qui donne la principale mesure de l'action phy-
« siologique ou altérante de ces eaux, c'est la puissante
« influence qu'elles exercent sur la diathèse lymphati-
« que ; c'est là surtout qu'elles ont trouvé, dans la pra-
« tique de M. Germain, les plus nombreux succès, leur
« véritable triomphe, etc. » Plusieurs observations de guérison complète de cette maladie, prises parmi un grand nombre d'autres affections de ce genre, traitées par les bains d'eaux-mères, mitigées par l'eau commune chauffée, viennent à l'appui de l'opinion émise par le savant rapporteur de l'Académie de médecine. Ces heureux résultats offrent d'autant plus d'intérêt, que les maladies qui font le sujet de ces observations offraient le type le plus complet de la diathèse lymphatique ; elle avait porté une profonde altération dans le système osseux et dans toute la constitution des malades.

9ᵉ Observation. — *Carie scrofuleuse de l'articulation
tibio-tarsienne droite.*

Anatole Gaudin, de Salins, âgé de 50 ans, fut atteint,
à diverses époques, d'ulcères chroniques aux jambes.
En novembre 1845, la région tarsienne du pied droit
se tuméfia; les téguments en rapport devinrent rouges; une fluctuation très-étendue se fit remarquer. Plusieurs abcès, qui s'ouvrirent, se changèrent en ulcères
à fond grisâtre, dont les bords renversés laissaient cou-
ler un liquide séreux, roussâtre; au moyen d'un stylet
mousse, introduit dans les trajets fistuleux qui commu-
niquaient ensemble, on pouvait constater la dénudation
des os tarsiens : ils offraient une surface rugueuse.
L'état du malade était tellement grave, que je craignais
d'être obligé de recourir à l'amputation de la jambe
comme dernier moyen de conserver la vie; mais, par
cette opération, on ne détruisait point les éléments
diathésiques générateurs de la lésion des os et des autres tissus. Il s'agissait, avant tout, de porter une profonde modification dans la constitution du malade, ainsi
qu'aux altérations consécutives. Dans ce but, on lui fit
prendre, matin et soir, depuis le 24 février 1846 jusqu'au 17 mars, quarante bains tièdes, avec un quart,
puis la moitié d'eau-mère : leur durée était d'une heure
et demie à deux heures, et leur température de 32° centigr. Sous l'influence de ce traitement actif, le gonflement périarticulaire diminua des deux tiers; les fistules

s'oblitérèrent, leurs ouvertures extérieures furent cica-
trisées ; l'articulation malade récupéra progressivement
la liberté de ses mouvements : le malade mangeait avec
appétit, il reprenait des chairs et de la vigueur. J'avais
cessé de le visiter depuis quinze jours, lorsqu'au commencement du mois d'avril, je l'ai rencontré se pro-
menant dans les rues de Salins, s'appuyant à peine
sur un frêle bâton. Un mois après, il ne boitait plus, et
se rendait à pied à quinze kilomètres de notre ville pour
exercer son état de charpentier, qu'il n'a plus quitté
jusqu'à ce moment, sans avoir éprouvé la moindre récidive de son mal.

10e OBSERVATION. — *Adénite sous-maxillaire.* — *Engorgement
scrofuleux de l'articulation cubito-humérale gauche.* — *Carie
des os tarsiens de l'extrémité inférieure du même côté.*

Marie Chevraton, 10 ans, orpheline, demeurant à
Myon (Doubs) ; constitution faible, anhémique, scrofuleuse, est atteinte depuis un an de gonflement subinflammatoire et de suppuration à la région articulaire
tibio-tarsienne de la jambe gauche, ainsi que d'adénite
sous-maxillaire. Pendant l'hiver de 1849, quatre fistules
s'ouvrirent autour de cette articulation : il y avait décollement des téguments de cette région du pied ; ils
étaient amincis et d'un rouge bleuâtre ; de petits fragments osseux furent entraînés au dehors, avec le pus
séreux qui s'écoulait de ces fistules ; une sonde, intro-
duite dans ces ouvertures, pénétrait sur l'astragale, le

scaphoïde, les cunéiformes ; la surface de ces os était rugueuse, dénudée. Gonflement, fluctuation profonde, sans changement de couleur à la peau, de la région huméro-cubitale gauche. Pendant l'hiver de 1849, il s'en écoula une grande quantité de pus, avec des débris de tissu cellulaire.

Cette enfant était maigre, pâle, chétive, se soutenait à peine sur deux béquilles : son état était désespéré. Elle prit seize bains en juin, et autant en juillet de la même année; ils étaient d'abord minéralisés avec un seizième, puis un tiers d'eau-mère de la saline de Salins, que l'on fit transporter à Myon ; leur durée était d'une heure et demie ; on les chauffait à 32° centigr.; des flanelles imbibées d'eau-mère enveloppaient l'articulation du coude, siége d'un ancien abcès, et celle du pied malade. Sur la fin d'août, tous les accidents que je viens d'énumérer avaient disparu comme par enchantement. Il n'y avait plus d'engorgement des glandes sous-maxillaires ni de tuméfaction à la région du coude; les mouvements en étaient faciles, ainsi que ceux du pied; il ne présentait qu'un léger suintement qui tachait à peine le linge : la jeune malade marchait avec un peu de claudication, et à l'aide d'un bâton. Malgré le régime débilitant auquel l'assujettissait son état de pauvreté et d'abandon, ses forces s'accrurent, elle augmenta de poids, et sa figure animée exprimait la santé : après sa guérison, elle a été placée à Besançon, dans une maison de lingerie, pour y gagner sa subsistance. Maintenant c'est une très-forte et jolie fille, âgée de

13 ans. Nulle trace de son ancienne maladie ne lui est restée, et elle est sur le point d'entrer en puberté ; la collection de pus dans le bras gauche, sans foyer inflammatoire préalable, est le dernier terme auquel parvient la décomposition des humeurs dans les scrofules. J'ai observé ces abcès multiples pyogéniques, sans réaction inflammatoire, chez un nommé Pernet, de Saizenay, canton de Salins. Nos bains d'eau salée bromurée en tarirent la source et guérirent également ce jeune homme d'un goître volumineux ; mais, l'année suivante, sous l'influence, d'un mauvais régime et d'une habitation humide, le vice lymphatique se transforma en tubercules pulmonaires qui passèrent rapidement à la suppuration et causèrent la mort de Pernet. Avant la tuberculisation, j'avais conservé l'espoir de l'arracher à une fin prématurée.

11ᵉ Observation. — *Atrophie de la jambe gauche avec tuméfaction. — Carie de la partie inférieure et spongieuse du tibia. — Ankylose et déplacement des surfaces articulaires tibio-tarsiennes.*

Évodie Joseph, de Sainte-Croix (canton de Vaud, Suisse), 13 ans, fut apportée en septembre 1851 à l'établissement des bains minéraux, sur les bras de ses parents ; elle était dans un état de marasme et d'anhémie, avec fièvre continue, causée par le gonflement subinflammatoire et la carie de l'extrémité spongieuse et inférieure du tibia droit : deux fistules, établies à la partie interne de cette région de la jambe, donnaient

issue à des fragments osseux ; cette extrémité était entièrement atrophiée. Depuis longtemps, il y avait ankylose et déplacement, de dedans en dehors, des surfaces
articulaires tibio-tarsiennes ; des stigmates à la région
sous-maxillaire révélaient l'ancienne origine de la diathèse lymphatique. Maintenant, on n'observe que très-
peu de difformité dans le pied malade ; cette jeune fille
marche sans bâton, en appuyant la plante du pied sur
le sol, et sa jambe n'est plus atrophiée. Durant ces deux
dernières années, elle a pris deux saisons de bains minéralisés avec le douzième, et, à la fin, avec le tiers
d'eau-mère : le vice de la constitution a été merveilleusement modifié par nos eaux minérales. Évodie a été
rendue, à sa famille désespérée, pleine de santé, avec
de l'embonpoint et de la fraîcheur dans le teint. J'ap-
prends que, malgré le froid humide de cet hiver, elle
n'a pas cessé de se bien porter.

Dans aucun cas, l'activité médicale de nos eaux n'a
manifesté son énergie comme chez Marie Chevroton. Il a
fallu, pour guérir cette jeune fille, que la restauration
de sa constitution altérée se fît au milieu des causes qui
en avaient amené l'altération, et sous l'influence desquelles Marie Chevroton a continué de vivre pendant
son traitement et sa convalescence.

Ces deux faits resteront dans les annales de la science
comme un exemple frappant de carie scrofuleuse, guérie
sans rechute par nos eaux sodo-bromurées ; ils sont la
preuve la plus manifeste de l'efficacité de ce traitement
et de la promptitude avec laquelle il modifie la consti-

tution des malades atteints de diathèse strumeuse, et fait disparaître toutes les lésions externes qui en sont la triste conséquence. Heureux d'avoir coopéré à ces cures vraiment extraordinaires, je demande quel autre agent de la nature, ou emprunté à l'arsenal pharmaceutique, aurait pu produire une régénération semblable dans des constitutions aussi profondément viciées par le lympha-tisme. Si ces deux faits étaient les seuls exemples de l'activité prodigieuse des eaux-mères sodo-bromurées de Salins, on pourrait m'accuser de les livrer à l'atten-tion publique, sous l'empire d'un enthousiasme peu réfléchi; mais il me serait facile de rapporter d'autres cas de ce genre non moins dignes d'intérêt. Tels sont les suivants.

12e OBSERVATION. — *Carie scrofuleuse de l'articulation tibio-tarsienne droite.*

Marie-Virginie Rousseau, du Bief-du-Bourg (Jura), âgée de 13 ans, a hérité de ses parents d'une constitu-tion strumeuse; peu développée pour son âge, on lui donnerait à peine 9 à 10 ans, elle est pâle, maigre, anhé-mique, et habite avec sa famille dans une chambre obscure et humide, située au rez-de-chaussée. Depuis trois ans, à la suite d'une entorse du pied droit, elle fut atteinte de gonflement inflammatoire à l'articulation tibio-tarsienne de cette extrémité. L'année suivante, en 1850, des fistules s'ouvrirent dans cette région; elles donnèrent issue à de la sérosité et à de petites parcelles osseuses : gonflement de l'extrémité inférieure du tibia et des os tarsiens, anhémie profonde; on était obligé de porter la malade de sa chaise sur le lit ; la gravité du mal, qui semblait ne plus offrir de ressources à ceux qui ne connaissent pas les propriétés de nos eaux salines, l'avait fait abandonner des médecins de la localité. Ce traitement hydro-minéral commença le 20 avril 1851 et se termina à la fin de juillet, interrompu pendant plusieurs jours. Il fut divisé en deux saisons : dans la première, un sixième d'eau-mère minéralisait les bains tièdes dans lesquels la fille Rousseau était placée chaque jour durant une heure et demie ; un quart de cette eau bromurée fut employée au même usage, dans la dernière saison de juin et de juillet. L'eau-mère servait pour deux bains, pour des pédiluves et l'imbibition des flanelles appliquées continuellement sur la partie souffrante. Au mois de septembre, cette fille, auparavant étiolée, réduite à la plus grande maigreur et ne pouvant sortir de son lit, étonnait toutes les personnes du village par son air de santé et la facilité avec laquelle elle marchait dans les rues, sans aucun appui. L'articulation du pied droit paraît encore un peu plus grosse que celle du côté opposé, mais elle n'offre plus de traces de maladie, si ce n'est les cicatrices des ouvertures fistuleuses ; elle se livre à présent à tous les travaux des champs.

13e OBSERVATION. — *Carie de l'extrémité spongieuse et inférieure du radius du bras gauche et du pouce au pied du même côté. — Induration des glandes du cou.*

Marie-Caroline Bl..., de Ney (Jura) : constitution lymphatique héréditaire ; facies strumeux ; âge, 12 ans ; elle présente à l'examen : 1° une tumeur d'un rouge foncé, avec fistules près de l'articulation radio-carpienne du bras gauche ; 2° tuméfaction, fistules, carie du pouce du pied du même côté ; 3° engorgement des glandes cervico-maxillaires. Traitement en juillet 1849 : vingt-quatre bains tièdes d'une heure, avec un sixième d'eau-mère ; régime substantiel ; vin, tisane de houblon. Guérison du gonflement et de la carie osseuse du bras gauche. En 1850, vingt-sept bains minéralisés avec le cinquième, et, plus tard, le quart d'eau-mère ; résolution complète de l'induration des glandes du cou et de l'affection scrofuleuse du pouce du pied gauche, auquel on avait enlevé une phalange cariée, ce qui occasionna un raccourcissement de ce doigt du pied, seule difformité qui soit restée de cette maladie constitutionnelle. Caroline Bl... jouit maintenant de tous les attributs de la plus excellente santé ; un an après son traitement, cette enfant a vu le flux menstruel s'établir sans douleurs ni accidents, et c'est maintenant une des filles les plus fortes de son âge dans le village de Ney.

14e OBSERVATION.

T..., de Salins, 17 ans ; faible, scrofuleux et très-peu développé pour son âge, porte depuis deux ans une subinflammation des tissus qui environnent l'articulation phalangienne des deux pieds. Une suppuration avec fistules, établie au voisinage de ces petites articulations, l'impossibilité de travailler pour gagner sa vie, le forcèrent de se rendre à l'hôpital de Salins, où on lui fit prendre, en juin, juillet et une partie d'août 1845, soixante-six bains, avec un sixième, et enfin un quart d'eau-mère, en ayant soin d'employer ces bains avec tous les soins de graduation progressive. Il buvait, par jour, deux ou quatre décilitres d'eau de la source A, qui marque 4°; des compresses imbibées d'eau grasse des salines étaient placées sur les deux métatarses. Avant le traitement, on s'était assuré de la carie articulaire par tous les moyens que la science met à la disposition du médecin.

Le 1er septembre, T... sortait de l'hôpital, et déjà, depuis un mois, le gonflement avait disparu, ainsi que les fistules, au voisinage des articulations malades; elles étaient ankylosées, mais n'offraient plus de traces de carie; il se livrait à tous les exercices de la marche, sans éprouver de douleurs ni de claudication. Je dois ajouter, pour être fidèle à la vérité, que, dans le mois de février, il rentra à l'hospice avec les mêmes altérations morbides déjà constatées. Retourné dans sa famille indigente, il était couché dans un lieu obscur et humide, sur de la paille, enfin placé dans des circonstances à faire renaître la maladie dont il avait été déjà affecté. Je considère donc ce malade comme un fâcheux exemple des récidives qui surviennent après les guéri-

sens obtenues par la science, et que les tristes conditions hygiéniques dont les malades sont entourés après
leur convalescence ramènent dans un état pire souvent
qu'à l'époque des premiers accidents.

La lecture de cette observation est une preuve très-
évidente que tout, dans la vie du malade atteint de scrofules, doit être changé : habitation, nourriture, vêtements, occupations, tous ces éléments hygiéniques
doivent devenir le complément indispensable du traitement par les eaux sodo-bromurées de Salins. La population pauvre des montagnes peut difficilement changer
ces conditions d'existence, aussi voyons-nous souvent
des malades guérir, puis retomber malades, absolument
comme si la médecine et ses moyens curatifs n'étaient
pas intervenus.

J'ai cru devoir donner quelques développements à ces
observations et à celles qui suivront, afin de faire connaître le mode d'administration de ces eaux minérales,
leur dosage, selon l'état des individus, les périodes
diverses qu'offre le traitement et l'habitude de prendre
ces bains, habitude qui dispose à tolérer des doses très-
élevées de ce médicament énergique.

15° OBSERVATION. — *Tumeur blanche et carie scrofuleuse
de l'articulation fémoro-tibiale droite.*

Mme P..., de Cernau, canton de Salins, âgée de
22 ans, constitution molle et lymphatique, habite un
appartement bas et obscur. Au mois de janvier 1847,

pendant qu'elle allaitait son premier enfant, elle fut prise de violentes douleurs dans le genou droit; un abcès se déclara à la région poplitée; il donna issue à une grande quantité de pus épais, qui devint roussâtre et puis séreux. La sonde s'arrêtait sur le condyle interne du fémur; dès que ce suintement ichoreux venait à se supprimer, on observait une tuméfaction avec fluctuation sur les bords rotuliens : sans nul doute, il existait une communication entre la plaie extérieure et la cavité articulaire ; et la suppuration, d'une nature caractéristique, était entretenue par une altération du condyle interne fémoral et des cartilages articulaires. Durant les mois de mars et avril, l'articulation resta constamment dans la flexion : elle avait, dans sa circonférence, 8 centimètres de plus que celle du côté gauche ; j'avais des inquiétudes sérieuses sur la conservation de ce membre. Au milieu du mois de mai, la malade fut mise chaque jour, et durant une heure et demie, dans un bain tiède, avec addition d'un sixième d'abord, puis d'un quart d'eau-mère : une étoffe de laine épaisse, trempée dans cette même eau, environnait constamment le genou malade; il avait à peu près la forme et les dimensions de celui du côté sain, et présentait une réduction évaluée à 6 centimètres, lorsque le traitement fut terminé, le 1er juillet 1847. La malade quitta ses béquilles, qu'elle portait depuis six mois, et commença à s'occuper dans l'intérieur de la maison des soins du ménage ; jusqu'à présent elle est sans claudication et continue à se bien porter.

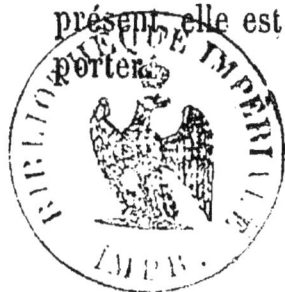

6

16ᵉ OBSERVATION. — *Tumeur blanche de l'articulation fémoro-tibiale droite.*— *Hydarthrose strumeuse.*

Alfred Michaud, du canton de Campagnôles (Jura), 19 ans, tempérament lymphatique, forte stature, grosses articulations, fut atteint, après de violents travaux, de douleurs très-vives dans l'articulation fémoro-tibiale droite ; elle se tuméfia et, malgré tous les accidents qui survinrent, il continua ses travaux de campagne. En janvier 1847, quinze mois à dater des premiers symptômes de la maladie, le genou droit avait 7 centimètres de plus en circonférence que celui du côté sain ; la fluctuation était évidente, le liquide épanché soulevait la rotule : une pression latérale repoussait du côté opposé le liquide, qui venait former sous les téguments une tumeur molle, demi-sphérique. Michaud ne pouvait se porter sur le membre malade, ni l'étendre ; il s'aidait de deux béquilles pour faire quelques pas. Le 16 mai 1847, on le transporta à l'hôpital de Salins, où il commença à prendre chaque jour un bain tiède de deux heures, avec un sixième d'eau-mère ; ces bains furent continués jusqu'en octobre, avec augmentation progressive de la substance minérale, jusqu'à ce que l'on mît moitié eau-mère, moitié eau commune. Cent bains achevèrent cette guérison ; le genou était revenu à son état et à sa forme presque normale ; la flexion et l'extension du membre s'exerçaient sans douleur : il avait abandonné ses béquilles dans le mois d'octobre.

De retour dans son pays, Michaud reprit ses travaux d'agriculture, auxquels il se livre encore maintenant.

Afin d'éviter un excès de saturation saline, ces bains furent suspendus huit jours durant, et à deux reprises, pendant la durée du traitement. Si l'hôpital avait possédé un appareil de douches, le traitement eût été abrégé de moitié.

17e OBSERVATION. — *Hydarthrose du genou gauche chez un sujet lymphatique.*

M. C..., des environs de Salins, 12 ans, constitution lymphatique très-caractérisée, fit une chute sur le genou gauche, en avril 1848. Cette articulation devint le siége d'une tuméfaction inflammatoire très-douloureuse; la jambe restait demi-fléchie, il y avait de la fièvre; un liquide intra-capsulaire poussait la rotule en avant; l'articulation avait 6 centimètres de circonférence de plus que celle du côté sain. Le 12 mai, quinze sangsues sur le genou malade, cataplasmes émollients : le 19 mai, la phlogose articulaire avait perdu de son intensité; le jeune Ch... était sans fièvre, et le genou, toujours tuméfié, ne présentait aucune réaction inflammatoire. Du 4 juin jusqu'au 12, seize demi-bains tièdes, avec un quart d'eau-mère, furent administrés; des compresses imbibées de cette même eau bromurée, réduite à moitié par l'ébullition, étaient en même temps maintenues sur l'articulation souffrante : les bains étaient d'une heure et demie, et au nombre de deux par jour. Six semaines à peine s'étaient écoulées que Ch... marchait aussi librement que s'il n'avait point eu d'inflammation et d'épanchement consécutif dans l'articulation du genou gauche

Réflexions. — Chez les enfants lymphatiques, l'indication la plus urgente est d'éteindre, dès le début, tous les éléments inflammatoires qui se manifestent dans les articulations, après des chutes ou des coups portés sur ces parties, et de procéder immédiatement à la résolution des engorgements et des épanchements consécutifs. Dans ce cas, quel traitement local et général peut être invoqué avec plus de confiance, si ce n'est celui que nous avons mis en usage? il remplit toutes les indications curatives.

18e OBSERVATION. — *Ostéopériostite scrofuleuse.*

Édouard Amiet, 12 ans, lymphatique, demeurant à Vers-en-Montagne (Jura). Au printemps de 1847, cet enfant fut engagé comme berger dans une commune voisine de Vers : il couchait sur de la paille rarement renouvelée, au fond d'une cave, espèce de basse-fosse contre les murs de laquelle l'eau suintait de toutes parts. Au commencement d'août de cette même année, ce pauvre enfant commença à éprouver une très-grande douleur au tiers inférieur de la cuisse gauche. Il fut ramené chez ses parents et conduit à l'hôpital de Salins. Le 11 novembre, il présentait l'état suivant : gonflement du tiers inférieur de la cuisse gauche, tellement rénitent qu'il offrait la sensation d'un corps dur et solide ;

dans cette partie, la circonférence du membre est moitié plus développée que dans la région droite, les téguments, quoique très-chauds, conservent leur couleur naturelle. Cette induration uniforme, sans traces de foyer de suppuration, était le siége de douleurs profondes et lancinantes, qui privaient le malade de sommeil; la station était impossible ; il est certain que nous avions affaire à une ostéo-périostite de cette région de la cuisse gauche. Depuis son arrivée à l'hospice jusqu'au 6 décembre, on le plongeait chaque jour dans un bain à 33° centigr.; il y restait pendant deux heures : dans les premiers jours, le bain fut minéralisé avec un septième d'eau-mère; de 6 jours en 6 jours, on augmentait de 5 litres la dose du résidu salin ; le 2 novembre, ce mélange fut porté au tiers. La rigueur de l'hiver s'opposant à ce que le traitement fût continué, l'enfant se borna à lotionner la partie malade trois fois dans la journée avec une éponge d'eau=mère tiède; des pièces d'étoffe de laine, trempées dans ce même liquide et couvertes d'une toile cirée, succédaient à ces lotions minérales, elles couvraient le bas de la cuisse. Au 1er décembre, l'enfant a quitté ses béquilles, la tuméfaction a subi une diminution des deux tiers, elle a cessé d'offrir de la rénitence et de la douleur à la pression. Au 1er janvier 1848, Amiet se promenait dans les salles de l'hôpital avec autant d'aisance qu'il le faisait avant de tomber si gravement malade. Cette affection, de nature à compromettre sa vie, n'a point présenté de récidive.

19ᵉ OBSERVATION. — *Engorgement chronique des glandes*
du mésentère.

La fille Dornier, de Salins, constitution lymphatique,
âgée de 12 ans, est atteinte depuis deux ans d'engorgement des glandes du mésentère. Élevée dans la maison
des Orphelines de cette ville, elle en sortit pour entrer
à l'hôpital, le 24 septembre 1845 A son arrivée dans
cet établissement, il fut facile de constater l'engorgement des glandes mésentériques, par la pression exercée
sur le ventre ; figure pâle, membres grêles, amaigris,
dans un état de flaccidité et de refroidissement habituel, émaciation de tout le corps, ventre-chaud, dur et
proéminent, inappétence, langue rouge et vomissements,
déjections liquides fréquentes et de couleur grisâtre ;
peau sèche, pouls fréquent, frissons vagues, insomnie.
Chaque jour, cette pauvre orpheline fut mise dans un bain
chaud pendant une heure et demie ; ce bain fut coupé
avec un septième, et vers la fin du traitement avec un tiers
d'eau-mère. Lorsqu'elle eut pris trente bains, le ventre
avait repris sa souplesse et son volume ordinaires ; la
palpation ne faisait plus reconnaître d'induration glandulaire dans l'abdomen ; elle avait de bonnes digestions,
et elle sortit le 8 novembre, pour rentrer dans la maison
des Orphelines : je n'ai pas appris que sa santé ait été
altérée depuis cette époque. L'engorgement subinflammatoire du système lymphatique abdominal n'est qu'un
mode de transformation de la diathèse strumeuse, de

même que la tuberculisation. L'observation suivante
vient à propos nous en fournir un exemple. Ces rapports étant admis, je ne vois pas pourquoi le traitement
qui convient à l'un ne serait pas un agent, sinon curatif, au moins préservatif de la dernière maladie.

20e OBSERVATION. — *Carreau rachitique.*

H. G..., de Salins, 3 ans, lymphatique, née d'une
mère qui a succombé, en 1843, à la phthisie pulmonaire
sans aucun signe extérieur de scrofules. Quoique cette
enfant eût été allaitée par une bonne nourrice, pendant treize mois, et que des soins particuliers lui eussent
été donnés, elle présentait de la maigreur, une courbure des os longs avec gonflement de leurs extrémités
spongieuses ; la peau sèche et ridée semblait flétrie ; le
teint était pâle ; l'enfant, affectée de muguet, offrait un
ventre tendu, rénitent ; et, à travers les parois, on dis-
cernait quelques glandes indurées dans le mésentère ;
diarrhée séreuse et grisâtre.

En 1845, on plaça cette enfant dans une maison à la
campagne, et durant vingt jours, elle fut mise deux fois
par jour dans un bain tiède, coupé d'un huitième d'abord,
puis d'un cinquième d'eau-mère. Le teint de cette petite
fille s'anima, les rides de la peau s'effacèrent, des chairs
fermes remplacèrent les tissus flasques des membres, le
ventre s'assouplit et ne présenta plus d'induration glandulaire, les extrémités articulaires prirent peu à peu la conformation naturelle ; elle commença à marcher, ce qu'elle

ne pouvait faire auparavant. Le traitement, qui fut renou-
velé deux ans consécutifs, a neutralisé, avec le concours
des soins hygiéniques, les principes de débilitation et de
lymphatisme attachés à cette constitution. Il en serait de
même des éléments héréditaires de tuberculisation, dans
le cas où l'on aurait à prévenir leur développement,
en ayant recours à la médication employée dans les premières années de cette jeune fille.

21ᵉ OBSERVATION. — *Lientérie.* — *Faiblesse des extrémités
inférieures.* — *Absence de dentition.*

Apolline Braud a été en nourrice, pendant un an,
à Bracon, près de Salins; sevrée à cette époque, cette
petite fille, blonde, à chairs molles, peu développée
pour son âge, ne digérait pas, maigrissait, était pâle,
avait le ventre souple, la peau sèche, des selles sé-
reuses incessantes, blanchâtres et très-fétides, immédiatement après avoir pris des aliments : sés pieds, toujours froids, se renversaient dans tous les sens, lorsqu'on
la soutenait pour la mettre debout. Le travail de dentition n'est pas encore accompli; cependant, avant d'être
sevrée, cette petite fille avait des chairs fermes, de la
force et de la vivacité : on doit attribuer cette faiblesse
radicale au flux lientérique qui, privant l'organisme de
matériaux excitants et réparateurs, le conduit à l'émaciation et à une faiblesse générale.

Dès le 1ᵉʳ décembre, elle a été plongée deux fois
par jour, et durant une heure, dans un bain tiède avec

addition d'un douzième, puis progressivement d'un quart d'eau-mère. Le 21 du même mois, une égale caloricité était répandue dans les extrémités, l'enfant se tenait debout et portait vivement ses pieds en avant, lorsqu'en la soutenant on l'aidait à marcher ; ses chairs devinrent fermes, ses digestions bonnes ; la figure se colora, les selles étaient de bonne nature ; en six semaines, le poids du corps avait augmenté de 1 kilogr. Dans cet état de santé, la sortie des deux premières dents incisives s'effectua en janvier 1847, sans le moindre dérangement dans les fonctions. Cette observation est une preuve à ajouter à celles que nous avons déjà recueillies de l'action tonique et fortifiante des eaux-mères sur les forces et sur le système nerveux spinal. On voit combien ces eaux seraient utiles chez les enfants dont l'évolution dentaire est retardée et la faiblesse de la constitution occasionnée par un temps d'arrêt dans le développement normal des forces et de toute la constitution.

22ᵉ OBSERVATION. — *Adénite sous-maxillaire.* — *Entérite chronique subaiguë.* — *Anhémie scrofuleuse.*

V..., de Salins, âgé de 11 ans, constitution lymphatique, a toujours été très-maigre. En juillet, cette maigreur augmenta ; la peau, de couleur terreuse, était adhérente aux tissus sous-jacents : yeux caves, ventre tendu, rénitent, chaud et douloureux à la pression, point d'appétit et digestion difficile, constipation habituelle, pouls inégal, fréquent, comme ondulé, en rap-

port rhythmique avec les battements du cœur. Le jeune
V... est essoufflé aussitôt qu'il veut monter un escalier
ou bien hâter le pas ; les lèvres et la langue sont décolorées ; autour du cou, les glandes forment un chapelet
et des bosselures : ce malade était dans un état d'anhémie
scrofuleuse très-avancé. Dans les mois de juin et juillet
1847, on lui a fait prendre vingt-quatre bains à 30° cent.,
avec un sixième, puis un cinquième d'eau-mère. Dès
ce moment, on a vu disparaître l'adénite sous-maxillaire ; l'appétit devint vif et incessant, les digestions
très-bonnes ; le ventre cessa d'être chaud et rénitent,
et la circulation perdit sa fréquence et son irrégularité.
Son teint et son embonpoint sont revenus, et jamais il
n'a joui d'une meilleure santé. Ce traitement témoigne
de son efficacité et de la réhabilitation des forces dans
les cas d'anhémie compliquée de vice scrofuleux. D'autres faits de guérison d'anhémie se présenteront encore
à notre étude. On a dû remarquer la puissante action
contra-stimulante de ces bains de Salins au sujet de l'inflammation de la muqueuse des voies digestives.

25ᵉ Observation. — *Blépharokératite scrofuleuse.*

Louis Martin, âgé de 5 ans, de Besançon, fils d'un
portier, constitution lymphatique héréditaire, fut pris,
pendant l'hiver de 1844, de blepharokératite. Les ré-
vulsifs, les collyres n'empêchèrent pas les progrès de
l'ophthalmie ; la cécité devenait imminente. On engagea
les parents à envoyer cet enfant à Salins, pour le sou-

mettre à la médication des eaux sodo-bromurées de cette ville. Il commença son traitement le 10 octobre 1845 ; il consistait en deux bains tièdes par jour, d'une heure de durée environ, avec addition progressive d'eaux-mères jusqu'à les minéraliser avec le tiers de cette eau. Avant le traitement, la phlogose oculaire était à son plus haut degré d'intensité : photophobie, blépharo-spasme, écoulement continuel de sérosité par les ouvertures palpébrales enflammées ; la conjonctive oculaire était injectée ; il existait des épanchements partiels blanchâtres entre les lamelles de la cornée transparente. L'enfant n'avait que six jours de traitement qu'il marchait dans les rues sans guide ; avec une simple visière sur le front, il supportait facilement l'action des rayons lumineux. Ce fut alors qu'on revint au collyre avec l'azotate d'argent et aux frictions irritantes sur le cuir chevelu ; soixante bains, pendant un mois, complétèrent ce traitement, et le 12 novembre, il retourna dans sa famille. La rougeur et la phlogose avaient disparu de ses deux yeux, ainsi que l'opacité formée par des taies sur la cornée transparente ; il distinguait parfaitement les objets. Sa constitution se fortifia. Cette observation n'a pas besoin de commentaires, pour faire valoir l'efficacité de nos eaux minérales dans l'ophthalmie grave de nature scrofuleuse. Les deux observations qui commencent l'article (*affections herpétiques*) sont également compliquées d'ophthalmie, et nous fortifient dans l'opinion de la prompte curabilité de cette maladie par les mêmes eaux.

Il serait impossible de trouver un moyen qui guérisse plus promptement et plus sûrement les lésions osseuses, qui auparavant étaient regardées comme incurables ; à plus forte raison, ces eaux deviennent-elles un puissant agent de guérison lorsqu'il s'agit de traiter la plupart des dartres humides, formes variées qui trahissent au dehors la diathèse scrofuleuse.

24e OBSERVATION. — Groupe herpétique.

Mlle Marie B..., de Salins, âgée de 10 ans, est sujette, depuis trois ans, aux engorgements glandulaires, à la blépharite et aux éruptions impétigineuses qui siégent aux commissures des lèvres.

Son père est mort de la phthisie. Au mois de juin 1849, ces divers symptômes d'un état lymphatique général se montrèrent presque simultanément, l'enfant pâlit, perdit sa gaieté et sa vivacité ; l'appétit diminua, devint irrégulier ; des ecthymas parurent sur le front, sur les membres ; des croûtes impétigineuses occupaient le bord et la commissure des lèvres et l'ouverture de la narine gauche ; quelques glandes engorgées et mobiles se faisaient remarquer sous la mâchoire inférieure. Cette jeune demoiselle fut soumise, pendant l'été de 1849, à l'usage des bains tièdes d'eau commune minéralisée avec un septième, puis un cinquième d'eau-mère. Seize bains formèrent son traitement, après lequel elle fut entièrement guérie et sa constitution beaucoup améliorée. On vit disparaître en même temps la blépharite chronique qui siégeait aux paupières des deux yeux, les glandes engorgées, les ecthymas et les croûtes impétigineuses qui donnaient à sa figure un aspect repoussant. L'appétit étant revenu, on a pu lui faire suivre un régime très-substantiel, qui a contribué au résultat thérapeutique que nous venons d'exposer. Cette demoiselle grandit, devient forte et jouit d'une bonne santé.

25ᵉ Observation. — *Impetigo labialis*. — *Blépharite chronique.* — *Catarrhe nasal habituel.* — *Adénite sous-maxillaire.*

J..., lymphatique, cheveux blonds, peau blanche et fine, 12 ans, élevé à l'école des frères de Sainte-Marie, à Salins, présente l'aspect des enfants dits morveux : son nez est humecté continuellement par une sécrétion abondante de mucosités ; il porte aux commissures des lèvres des croûtes impétigineuses, blépharite chronique ; les glandes sous-maxillaires sont indolores, mobiles et sans changement de couleur à la peau qui les couvre. Ce facies morbide a beaucoup de rapports avec celui de l'observation précédente. En 1849, l'application du même traitement a eu la même efficacité ; la constitution de cet enfant en fut très-favorablement modifiée.

On vit disparaître en même temps la blépharite, les glandes du cou et les croûtes impétigineuses. J'ai donné le conseil aux parents de ces deux enfants de leur faire suivre un traitement par nos eaux, pendant la belle saison de l'année 1850, afin de les garantir d'une rechute ; ma proposition a été accueillie et mise à exécution de la manière la plus avantageuse pour l'un et l'autre.

7

26ᵉ Observation. — *Eczema rubrum, compliqué d'éruptions impétigineuses aux extrémités inférieures.*

Machon, 45 ans, manœuvre, est atteint depuis deux ans d'une éruption eczémateuse : d'abord localisée aux deux pieds et à la partie interne des membres, en mars 1845 elle s'étendait à tous les téguments, excepté à ceux de la face. De cette vaste surface rouge, dénudée, prurigineuse, suintait une abondante excrétion qui se convertissait, soit en croûtes brunâtres aux extrémités inférieures, soit en lamelles épidermiques sur tout le reste du corps ; le linge du malade était continuellement mouillé par cette exubérante excrétion morbide ; privé de sommeil, il était en proie à un prurit qui ne lui laissait aucun moment de repos. Vingt-quatre bains d'eau tiède, avec un mélange, au commencement d'un sixième et à la fin d'un quart d'eau mère, lui furent administrés dans les mois d'avril et de mai 1848. Chaque bain était d'une heure et demie ; au sixième bain, le prurit avait cessé, l'éruption impétigineuse disparut la dernière, après celle de l'eczema. La guérison fut complète et sans récidive. A la fin du traitement et pendant la nuit, Machon était baigné de sueur ; deux purgatifs salins, une tisane dépurative avec la bardane, contribuèrent au bienfait de la médication sodo-bromurée, en s'opposant à la rétrocession spontanée de cette abondante excrétion eczémateuse, de concert avec le mouvement épuratoire de la peau.

27ᵉ OBSERVATION. — *Ecthyma.* — *Acné.*

Salvy, 24 ans, tempérament bilioso-sanguin, caporal au 17ᵉ régiment de ligne, en garnison à Salins, avait été atteint d'affection psorique, dont il fut guéri très-promptement, il y a six ans, avec un onguent dont il ignore la composition. En mars 1846, ce militaire portait une éruption echtymateuse aux extrémités inférieures, caractérisée par une vive démangeaison qui précéda une éruption de pustules proéminentes à base rouge et dont le sommet, après cinq à six jours, versait un pus épais, qui se desséchait et se concrétait en croûtes brunâtres, tandis que la figure et les téguments du dos étaient couverts de boutons d'acné. Douze bains tièdes minéralisés avec le cinquième d'eau mère suffirent pour le guérir de ces deux maladies; il a pu sortir immédiatement de l'hôpital de Salins, où il avait subi son traitement, et se rendre à pied à Lons-le-Saunier, lieu de sa nouvelle garnison.

28ᵉ OBSERVATION. — *Ecthyma chronique.*

Cl... B..., domestique à Salins, se trouvait, en 1846, à l'époque de la cessation des règles. Son corps se couvrit de pustules acuminées; leur base était environnée d'un cercle inflammatoire circonscrit, rénitent; le sommet de ces pustules donnait issue à du pus, qui se concrétait au contact de l'air sous forme de croûtes brunâtres, de même que chez le caporal Salvy. En mai 1846, cette fille prit vingt-un bains tièdes avec un cinquième, puis un quart d'eau mère ; cet ecthyma chronique, développé sous l'influence d'un régime par trop excitant, au moment de l'âge critique, a cédé entièrement au simple traitement que je viens d'indiquer.

29ᵉ Observation. — *Sycosis.— Dartre mentagre.*

Le nommé V..., 37 ans, demeurant à Port-Lesney (Jura), avait, depuis deux ans, une éruption de pustules acuminées, disséminées sur les téguments du menton ; cette affection était héréditaire ; les boutons présentaient une base rouge, et leur sommet laissait suinter du pus, qui se desséchait sous forme de croûtes brunâtres. Vingt-deux bains tièdes, avec le quart d'abord, puis le tiers d'eau mère, furent employés pour ce traitement, dans le mois de juin 1848 ; leur durée était d'une heure et demie ; dans chaque bain, il avait soin d'immerger la partie malade, qu'il lotionnait en outre, de temps en temps, avec de l'eau mère pure. A la fin de juillet, le menton avait le poli et la couleur du reste du visage ; cette maladie n'a pas eu de tendance à la récidive. Ce traitement fut secondé par des purgatifs salins, le régime, quelques cataplasmes féculents ; mais, je le demande, ces moyens, employés à titre d'adjuvants, auraient-ils pu procurer seuls une complète guérison ? Il n'est pas un médecin qui n'accorde les honneurs de cette cure, si difficile à obtenir, à l'emploi de nos résidus bromurés de Salins.

30ᵉ OBSERVATION. — *Prurigo*.

Un nommé Cornu, âgé de 60 ans, tempérament sec et bilieux, cultivateur de la commune de Lisine (Doubs), éprouvait depuis longtemps des démangeaisons intolérables et une éruption de papules répandues principalement sur le dos, à la partie externe des membres, entre les doigts des mains ; ce prurit était si fort, que le malade se frottait avec un morceau de bois les téguments de ces parties du corps, jusqu'au point de les écorcher, et c'était avec un sentiment de plaisir indicible qu'il voyait ruisseler le sang sous ces rudes frictions. Dans le mois d'août 1847, il vint à Salins et fut soumis au traitement par nos eaux salées. Vingt bains tièdes d'une heure et demie chaque, avec mélange d'un quart, ensuite d'un tiers d'eau mère, firent d'abord cesser complétement ce prurit insupportable, supplice continuel pour le malheureux qui en était affecté ; l'éruption papuleuse s'effaça dès le douzième bain, et, rendu à une nouvelle existence et au repos dont il était privé pendant les nuits, ce vieillard ne cesse de bénir l'action bienfaisante de nos eaux minérales.

31ᵉ OBSERVATION. — *Prurigo.* — *Gastralgie.* — *Aménorrhée.*

Mˡˡᵉ V..., couturière à Salins, 20 ans, tempérament lymphatique nerveux, éprouva une vive contrariété en février 1848, à l'époque de la menstruation, et ce flux fut supprimé : dès ce moment, prurit, éruption papuleuse à la peau ; les nuits étaient sans repos, elle maigrissait et avait des douleurs si vives à l'estomac, qu'elle s'effrayait en voyant approcher l'heure des repas. Malgré la température basse qui régnait alors, on la décida, en février, à prendre seize bains d'eau commune à 36° centigr., dans lesquels on ajoutait un cinquième et à la fin un quart d'eau mère de la saline. A la fin de mars, Mlle V... jouissait d'une bonne santé, qui se maintient toujours ; les règles fluèrent abondamment à l'époque habituelle ; les démangeaisons n'existaient déjà plus quelque temps avant le rétablissement de cette fonction, ainsi que la gastralgie. Les affections herpétiques, prurigineuses, qui occupent de grandes surfaces des téguments, tiennent toujours sous leur dépendance un état morbide de l'estomac, qui se manifeste par des dérangements dans ses fonctions ; il y a réversibilité de l'irritation continuelle de la peau sur les centres nerveux de l'épigastre, au point que la gastralgie cesse dès que les téguments sont rendus à l'état physiologique.

32ᵉ Observation. — *Prurigo.* — *Dyspepsie.* —*Hypérémie du foie.*

M. M..., frère de Sainte-Marie, à Salins, 28 ans, tempérament bilioso-nerveux, est sujet aux bronchites et au scorbut gingival ; depuis deux ans, il est atteint de prurigo développé à la face externe des membres et de lichen agrius autour des deux poignets; de plus, il est sujet aux éruptions furonculeuses; les vives démangeaisons qu'il éprouve le forcent à se gratter vivement; les papules excoriées se couvrent de petites croûtes noirâtres produites par l'issue de sang desséché : peu de sommeil, digestions lentes et pénibles, maigreur, teint jaune, ainsi que la conjonctive oculaire, engorgement du foie. Le 14 juillet 1849, il a été envoyé aux bains sodo-bromurés de Salins; il a fallu seulement vingt bains tièdes, avec un sixième puis un quart d'eau mère, pour mettre fin à cette longue maladie de la peau, qui prenait des formes variées sans cesser d'être prurigineuse. Dès que l'estomac eut repris l'exercice de ses fonctions, le foie, qui débordait de quatre travers de doigts, rentra dans ses limites naturelles, et l'état catarrhal habituel disparut entièrement. En 1851, une rechute, avec le même appareil de symptômes, exigea une semblable médication, et le résultat fut tout aussi favorable.

Des liens sympathiques très-intimes unissent la muqueuse digestive et celle du poumon avec le réseau tégumentaire; n'est-il pas rationnel de croire que la dyspepsie, la bronchite chronique, la diminution de l'activité sécrétante du foie, que tous ces accidents morbides devaient disparaître alors que les fonctions de la peau reprenaient leur mode d'activité normale, sous la bienfaisante médication des eaux bromurées salines?

55ᵉ Observation. — *Acné.* — *Gastralgie.*

Louise B..., couturière à Salins, a été réglée à 16 ans, mais cette fonction a lieu incomplétement : depuis la puberté, et au retour de chaque printemps, elle a une vaste éruption d'acné à la figure, au dos, sur les épaules ; sa durée est de trois mois environ. En 1845, l'éruption se déclara à la même saison, et s'accompagna de douleurs gastralgiques que la malade comparait à un sentiment de brûlure à l'épigastre ; vomissement à jeun d'un liquide albumineux, filant et très-acide. Deux décilitres du Puits-à-Muire, source A 4°, qu'elle buvait chaque matin, dissipèrent les souffrances de l'estomac, les aigreurs et les vomissements ; les règles fluèrent plus abondamment ; quelques boutons d'acné ne firent que paraître et s'effacèrent aussitôt. Le traitement, qui dura deux semaines, détermina chaque jour deux selles molles, un peu liquides, et maintenant cette fille jouit de la plus brillante santé, bien décidée à reprendre l'usage de cette médication si elle ressent, à l'approche du printemps, des atteintes de gastralgie et d'éruption acnéique. En général, l'eau des sources faibles, prise en boisson, est considérée comme adjuvant du traitement général ; dans ce cas, l'emploi de cette eau devait être considéré comme agissant sur la muqueuse digestive, qui exhalait une trop grande quantité de liquide albumineux, avec production d'éléments acides.

54ᵉ Observation. — *Psoriasis guttata.* — *dysménorrhée.*

Mˡˡᵉ B..., âgée de 32 ans, habite le village de La Chapelle, près de Salins. Elle a une forte constitution, néanmoins ses règles coulent peu et sont accompagnées de violentes douleurs dans le ventre. En mars 1846, elle ressentit un vif prurit à la peau, qui se couvrit de petites plaques arrondies, à peine proéminentes, d'un rouge vineux, surmontées d'une légère écaille épidermique : le siége de cette affection psoriasique était à la face externe des poignets et des avant-bras et aux extrémités inférieures. Je donnai à cette demoiselle le conseil de suivre le traitement avec les bains minéraux de nos salines, ce qu'elle fit au mois de mai en prenant, matin et soir, pendant douze jours, un bain tiède, avec mélange d'un sixième, et enfin d'un cinquième d'eau mère. Elle n'avait pris que dix bains durant huit jours, que l'éruption herpétique avait disparu ; les règles revinrent abondantes et sans douleurs, deux semaines après que le traitement avait été terminé. Cette demoiselle est encore maintenant dans les meilleures conditions de santé. La cessation de la dysménorrhée a donné lieu à la guérison de la maladie cutanée, et ces deux résultats doivent être attribués sans nul doute au traitement par les eaux salines, qui régularisèrent l'action nerveuse de la matrice et favorisèrent son écoulement périodique.

35ᵉ Observation. — *Rupia simplex.*

Mˡˡᵉ M..., de Salins, 20 ans, constitution lymphatique, bien réglée, éprouva, dans le mois de juillet 1849, de très-vives démangeaisons aux jambes; à ce prurit intolérable succédèrent des bulles disséminées sur ces mêmes régions, elles se remplissaient d'une sérosité brunâtre, qui s'écoulait et était remplacée par des croûtes également brunes et épaisses, qui tombaient laissant des ulcérations à fond blafard, grisâtre, d'où s'écoulait un pus mêlé de sang. Cette demoiselle n'avait pas d'appétit, ses digestions étaient très-douloureuses. En août 1849, elle fut soumise, pendant vingt jours, à l'usage des bains d'eau de son tiède, avec addition d'un septième d'eau mère. Après seize bains, le prurit n'existait plus, de même que l'éruption bulleuse ; la cicatrisation des ulcères du rupia s'était effectuée ; on ne remarquait à leur place que des taches brunes ; les digestions se faisaient bien. Cette demoiselle est actuellement dans un état de santé très-satisfaisant

36ᵉ Observation. — *Dartre lichénoïde.* — *Leucorrhée.*— *Névroses digestives.*

Mᵐᵉ G..., des environs de Salins, tempérament lymphatique nerveux, âgée de 40 ans, mariée à 22, était sujette, avant son mariage, à la leuchorrée et aux troubles digestifs inséparables de cet écoulement. En

1834, elle éprouva de profonds chagrins : un prurit très-vif s'empara des téguments des bras, des mains, ainsi que de ceux de la nuque, du front et des jambes ; une éruption lichénoïde se manifesta dans ces régions et aux cuisses. Elle se dessinait sous forme de plaques herpétiques circonscrites, arrondies, qui se couvraient d'une légère exfoliation épidermique. En 1835, les eaux de Louesche ne lui procurèrent aucun soulagement ; désolée de ces insuccès, elle ne pouvait concevoir l'espérance d'une guérison : on lui fit parvenir, dans le mois de juin 1847, la quantité d'eau mère nécessaire à un traitement. Lorsqu'elle eut employé trente bains tièdes minéralisés graduellement avec un sixième puis un quart de ce résidu salin, cette dame fut délivrée de son affection herpétique invétérée, de la leuchorrée et des névroses de l'estomac qui, depuis longtemps, rendaient ses digestions imparfaites et très-douloureuses.

En lisant ces observations, on ne peut s'empêcher de reconnaître à ces eaux minérales une action topique, au moyen de laquelle elles détruisent l'élément prurigineux et modifient la vitalité morbide des téguments dartreux, qui sont ramenés à l'état fonctionnel normal : en même temps ces bains salins sont doués de propriétés altérantes et dynamiques propres à régénérer et à corriger la viciation des humeurs en circulation, origine des phénomènes morbides observés sur la peau.

§ 6.

Névroses digestives et de la moelle épinière.

Parmi les faits que je viens de relater, on a pu remarquer l'influence salutaire que le traitement sodo-
bromuré exerce sur les névroses digestives ; des observations particulières à ces affections névro-pathiques et
à celles de la moelle épinière viendront donner plus
de développement à ce sujet d'étude thérapeutique, qui
recevra de l'expérience la sanction la plus complète dans
les observations 58 et 59 qui terminent ce recueil.

57ᵉ OBSERVATION.— *Gastrodynie et dyspepsie par atonie
nerveuse.*

Judith B..., 42 ans, femme d'un cultivateur dans les
montagnes du Jura, mère de deux enfants, était sujette depuis deux ans à des douleurs gastralgiques des
plus violentes après ses repas ; le travail de la digestion
durait près de vingt-quatre heures, accompagné de souffrances continuelles ; elle vomissait un liquide filant,
comme albumineux, de saveur acide ; ce supplice de
chaque jour lui faisait redouter le moment des repas :
constipation, maigreur extrême, traits tirés et vieillis,
teint couleur de paille, absolument comme dans les affections organiques de l'estomac. Tous les agents médi-
camenteux les mieux indiqués échouèrent, et laissèrent
cette pauvre mère de famille dans l'état le plus déplo-
rable. Réduite au marasme et au désespoir, elle vint me

consulter ; je la fis mettre deux fois par jour, et durant le mois de mai 1847, dans un bain tiède, avec addition progressive de un septième jusqu'à un quart d'eau mère : une guérison complète couronna ce traitement ; cette femme croyait renaître à une nouvelle vie ; elle avait repris un teint de bonne santé ; les digestions ne s'accompagnaient plus de douleurs. Après des travaux excessifs dans les champs et des infractions au régime conseillé, elle a eu, au mois de septembre de cette même année, une rechute beaucoup moins grave que l'état dans lequel je l'avais trouvée l'année précédente, et cette rechute a été de courte durée.

58° OBSERVATION. — *Dyspepsie.* — *Chloro-anémie.* — *Dysménorrhée.* — *Douleurs sciatiques.*

Jeannette Sabey..., 22 ans, tempérament lymphatique, domestique à Salins, éprouva, à la suite de chagrins et de contrariétés, des douleurs gastralgiques, qui augmentaient après les repas : anorexie, dégoût des viandes, désir de substances acides, parfois vomituritions d'un liquide albumineux ; les règles étaient constamment précédées de coliques : cet état durait depuis un an, lorsqu'en mars 1846, des douleurs lombaires, se propageant le long du nerf sciatique poplité, se déclarèrent avec beaucoup d'intensité ; trois à quatre mois après, en août 1846, l'état névropathique de l'estomac avait augmenté : lypothymies fréquentes ; palpitations ; de l'essoufflement au moindre exercice ; pâleur de la face ; décoloration des lèvres; bruit de souffle au cœur; pouls faible, onduleux. Tous ces symptômes réunis indiquaient une altération profonde dans l'organisme de la malade. En voyant l'inutilité de la plupart des médications employées en pareil cas, on se décida à agir sur la constitution névropathique de cette pauvre fille au moyen de bains composés avec les eaux mères mitigées par l'eau commune attiédie : le succès le plus prompt et le plus complet vint en peu de temps combler les espérances conçues; un bain d'une heure et demie, à la température de 33° centig., avec un septième d'eau mère, lui fut administré pendant douze jours seulement. Ce traitement n'était pas terminé qu'elle ne ressentait plus de dyspepsie ni de gastralgie, ni même de douleur sciatique; elle commença à se nourrir indifféremment de toute espèce d'aliments ; la force, l'embonpoint et le coloris du visage remplacèrent la pâleur et l'amaigrissement ; les règles parurent très-abondantes et coulèrent pendant huit jours; en sorte que, revenue complétement à l'exercice normal de ses fonctions, elle put reprendre le service qu'elle avait été obligée de quitter. Elle n'a depuis lors rien éprouvé, qui donnât à craindre une récidive.

39e OBSERVATION. — *Dysménorrhée.* — *Gastralgie.* — *Névralgie post-cervicale.*

Mⁿᵉ Rose B..., 36 ans, tempérament nervoso-sanguin, a toujours joui d'une menstruation régulière et abondante, précédée et suivie, pendant huit jours, de douleurs atroces dans le ventre et les lombes. A ces douleurs, s'irradiant jusqu'aux muscles de la région postérieure du cou, se joignaient une dyspepsie habituelle, un appétit nul, des éructations gazeuses pendant le travail lent et pénible de la digestion ; inutile de dire qu'on avait essayé sans succès les médicaments recommandés en pareil cas. En juillet 1847, je fis prendre à cette demoiselle vingt-un bains d'eau à 30°, avec mélange d'un sixième d'eau mère : ils furent interrompus à l'époque des règles, qui coulè· rent sans souffrance : immédiatement après ce traitement, les digestions se firent très-bien, sans réveiller la moindre douleur à l'estomac, elle ne se plaignait plus de sa névralgie post-cervicale. La constitution, profondément altérée par des digestions pénibles et laborieuses, offrit tous les signes d'une santé parfaite et de la complète restauration des forces.

Nos eaux minérales répartissent l'action nerveuse, l'empêchent de se concentrer d'une manière vicieuse sur les plexus gastriques utérins, ainsi que sur les cordons nerveux de la vie de relation (sciatique, dysménorrhée, névralgies post-cervicales), elles corroborent les forces radicales et digestives, et contribuent, dans les états de chloro-anémie, comme dans beaucoup d'autres que nous connaissons déjà, à restituer à l'hématose son énergie vitale et au sang ses éléments de plasticité.

40ᵉ Observation.— *État catarrhal et dyspepsie habituelle.*

M. l'abbé P..., 32 ans, constitution grêle et faible, tempérament lymphatique nerveux, était sujet, depuis huit ans, à des rhumes prolongés, avec un mouvement fébrile, de la pâleur et de la maigreur ; aussitôt que la température devenait basse et humide, une affection pelliculaire de la muqueuse linguale et de la bouche se déclarait : langue muqueuse saburrale, refroidissement habituel des pieds, digestion lente, douloureuse, éructations gazeuses. Frileux, pâle, anémique, il était oppressé dès qu'il prenait le moindre exercice ; le timbre de sa voix était perdu. Dans le mois de mai 1847, ce prêtre prit vingt-cinq bains tièdes, avec un sixième puis un cinquième d'eau mère, pour chaque bain d'une heure. Dès le mois de juin, M. P... a pu se livrer aux fonctions pénibles de succursaliste dans la campagne. A dater de ce traitement, il n'a plus éprouvé d'affection catarrhale ni d'altération pelliculaire de la bouche ; il parle à haute voix, marche sans être fatigué, et son teint est un peu coloré.

Quelle a été, dans cette guérison, la part des bains minéraux de Salins ? certainement, ils ont augmenté l'innervation digestive, favorisé les fonctions de l'hématose et l'égale répartition de l'action nerveuse et de la caloricité animale ; la muqueuse des bronches et de la bouche moins impressionnable, a cessé d'être soumise à des irritations subaiguës et successives, qui se liaient au vice

général de la constitution, aux sympathies morbides de
la peau et à son refroidissement habituel.

41ᵉ Observation. — *Hyperhestésie cruro-sciatique.* —
Furoncles.

M. C..., percepteur dans le département du Jura,
constitution nerveuse, fut mouillé par la pluie en re-
venant, vers la fin d'octobre 1848, de faire un voyage
dans une voiture découverte; le lendemain, des douleurs se déclarèrent dans la cuisse gauche et le forcèrent de rester chez lui. Le 1ᵉʳ novembre, ses souffrances
prirent un caractère si aigu, qu'il fut dans l'impossibilité non-seulement de sortir de son lit, mais encore
d'imprimer le moindre mouvement au membre malade;
les douleurs suivaient le trajet du nerf crural et sciatique poplité; le plus léger contact, même celui des
couvertures, exaspérait la souffrance, qui retentissait
dans tout le système nerveux. Chaque jour, un bain
gélatineux, chauffé à 35 et 36°, avec un mélange de
un sixième d'eau mère et de 45 grammes d'hydro-
sulfate de soude, fut administré au malade depuis le
1ᵉʳ décembre jusqu'au 15 du même mois. Après le troisième bain, le malade faisait quelques pas dans sa
chambre, à l'aide d'un bâton, et à la fin du traitement,
la névralgie cruro-sciatique avait complétement cessé.
Il en fut de même pour une éruption furonculeuse répandue sur plusieurs points des téguments. M. C...
jouissait de toute la liberté de ses mouvements, et put

reprendre, en janvier 1849, l'exercice de ses fonctions dans les campagnes voisines de sa résidence.

Il est bien rare que les névralgies, quel que soit leur siége, ne cèdent pas à l'activité curative de nos bains minéraux, ainsi que les exanthèmes fluents dépouillés du caractère contagieux. Il a suffi de cinq à six bains à la fin du traitement pour guérir une éruption de furoncles très-étendue.

Comme appendice à l'observation précitée, je vais mettre en regard un autre fait, bien concluant.

M. Bar..., religieux de Sainte-Marie, à Salins, avait depuis plusieurs années de la dyspepsie ; perte d'appétit, langue continuellement couverte d'un enduit épais, blanchâtre ; il éprouvait alternativement de l'engorgement, avec supppuration dans la région axillaire, ou bien une éruption d'énormes furoncles. Dix-huit bains sodo-bromurés que prit ce religieux, dans l'été de 1852, le débarrassèrent de la dyspepsie et des furoncles occasionnés par un état saburral perpétuel et par de mauvaises digestions. L'élément sulfureux, en faible proportion dans les bains de M. le percepteur C..., ne doit être considéré que comme ayant servi d'adjuvant au traitement sodo-bromuré. Je m'occuperai bientôt d'apprécier la valeur thérapeutique du mélange des principes similaires aux thermes sulfureux et ferrugineux, dans le but d'ajouter des propriétés nouvelles à celles que nos sources minérales possèdent.

42e OBSERVATION. — *Rhumatisme nerveux, faiblesse des extrémités inférieures. — Dyspepsie.*

François Sairan, 25 ans, constitution forte, marinier à Chamblay (Jura), se mouilla les pieds et les jambes dans la Saône, en mars 1844, et s'endormit dans cet état sur le radeau qu'il conduisait; le lendemain, il ressentit des douleurs, qui s'étendaient de la plante des pieds aux deux genoux, c'est-à-dire dans toute la partie des jambes soumise à l'immersion dans l'eau glacée de la Saône ; en même temps que les douleurs se faisaient sentir, une excessive faiblesse se manifesta dans ces extrémités, sans tuméfaction ni changement de couleur à la peau de ces parties ; il n'avait plus d'appétit, ses digestions étaient douloureuses. Plusieurs médications furent employées en différents temps et demeurèrent inutiles; sa triste position ne changea point jusqu'en juillet 1846. Alors il se décida, d'après mes conseils, à prendre vingt-quatre bains avec un septième, puis à la fin un cinquième d'eau mère, qu'on lui fit parvenir dans un tonneau jusqu'à Chamblay. Le bénéfice de ce traitement ne se fit pas attendre ; aussitôt qu'il fut terminé, l'appétit et les digestions se rétablirent, la santé revint, et depuis, il s'est livré aux travaux de la campagne, sans ressentir les douleurs et la faiblesse qu'il avait éprouvées dans les extrémités autrefois malades ; il avait sagement pris le parti de quitter la profession de marinier.

45ᵉ Observation. — *Chorée.*

Véronique Bergère, 16 ans, de La Chapelle, près de Salins, d'une famille de cultivateurs, d'une constitution peu développée pour son âge, présente d'ailleurs des signes non équivoques de lymphatisme. En 1844, elle éprouva des vertiges, du bourdonnement dans les oreilles ; la figure pâlit ; elle serait tombée si elle ne se fût hâtée de s'asseoir. Mouvements involontaires continuels et désordonnés dans la région latérale droite du corps et surtout aux extrémités, qui se couvraient de sueur et ne pouvaient rester dans la même position ; agitation convulsive du côté droit de la face ; traction momentanée de la commissure labiale du même côté ; balbutiement ; facultés intellectuelles intactes, du reste, ainsi que toutes les fonctions organiques, à l'exception des règles, qui n'avaient point encore paru. Impossible de remonter à la cause de cette maladie, sans antécédents dans sa famille, à moins de l'attribuer à la suppression d'une sueur très-abondante, qu'elle avait aux pieds. Au mois d'avril 1846, on lui fit prendre, matin et soir, pendant deux semaines, trente bains d'une heure de durée, avec mélange de un sixième puis de un cinquième d'eau mère ; leur température était maintenue à 27 ou 28° centig. Jamais médication ne fut plus prompte et plus efficace ; elle eut pour résultat immédiat l'exercice des mouvements d'une manière régulière et volontaire,

et les mots furent prononcés et articulés très-distincte-
ment. L'écoulement régulier du flux menstruel est venu
consolider la santé de cette jeune fille, dont le corps a
pris de la force, du développement ; la sueur s'est ré-
tablie aux pieds, absolument comme avant sa maladie.

Cette observation de névrose asthénique des cordons
nerveux cérébro-rachidiens de la moitié droite du corps
vient confirmer l'opinion déjà établie : que nos eaux
mères fortifient l'innervation cérébro-rachidienne, en
coordonnent les mouvements anormaux, et coopèrent à
la ménopause et au rétablissement des fonctions supprimées. Les guérisons, par nos bains salés, d'innervation et de ramollissement partiel de la moelle épinière
sont si nombreux, que je vais en citer deux ou trois
exemples, pris au milieu de beaucoup d'autres.

44ᵉ OSBERVATION. — *Myélite chronique rhumatismale,
cystite.*

Marie Claudet, 43 ans, domestique à Salins, constitution forte, a joui d'une bonne santé jusqu'à l'âge de
39 ans : il y a près de quatre ans qu'étant échauf-
fée par le travail et la chaleur, elle plongea dans l'eau
froide ses pieds, habituellement baignés de sueur; à
l'instant, elle ressentit aux extrémités inférieures de
vives douleurs, qui se propagèrent jusqu'à la région
lombaire. Souffrances, engourdissement, faiblesse, fourmillements continuels dans les jambes, voilà ce qu'elle
éprouvait, en même temps que les jambes semblaient se

dérober sous elle, soit lorsqu'elle marchait, soit lorsqu'elle montait un escalier : le bas-ventre était tendu,
rénitent, douloureux à la pression, les urines rares,
glaireuses. Au commencement de l'hiver 1846, il lui fut
impossible de continuer son service ; des élancements
douloureux, des crampes se faisaient sentir dans les
jambes ; cette fille était évidemment atteinte de myélite
subaiguë et de cystite. Tous ces accidents symptomatiques s'aggravaient chaque jour ; je lui conseillai
les bains tièdes d'eau ordinaire, avec un septième d'eau
mère ; leur durée était d'une heure : après le sixième
bain, elle put faire trois kilomètres à pied, sans trop de
fatigue. Le traitement fut de dix-huit jours, pendant les
mois de février et mars 1846 ; en avril, elle avait re-
couvré toutes ses forces et l'activité nécessaire à ses
travaux ; ses urines coulaient limpides et abondantes ;
elle ne se plaignait aucunement du ventre et des lombes.
Au mois de juin de la même année, cette fille reprit son
service, qu'elle continua sans interruption et sans rechute. Marie Claudet éprouvait dans son bain, et après
un court séjour dans l'eau, des picotements et des secousses semblables à celles produites par la lésion de la
moelle épinière, et elle était dans l'obligation de diminuer la quantité des eaux mères employées. Si cette
prudente précaution n'avait pas fait défaut à M. R...,
commandant de place à Salins, atteint de rhumatisme
chronique spino-lombaire, avec commencement de ramollissement partiel de cette région de la moelle, nous
n'aurions pas eu à regretter les résultats fâcheux de ce

traitement. Avant de commettre l'imprudence de doubler tout d'un coup la quantité de résidu des salines dans l'eau de son bain, minéralisée déjà au cinquième, cet ancien militaire reprenait toutes ses forces locomotrices, depuis longtemps affaiblies au dernier point; en sorte qu'il croyait avoir retrouvé dans nos sources les effets fabuleux de la fontaine de Jouvence. Cet insuccès, dû à une inconcevable incurie, fera comprendre combien la prudence et une sage réserve doivent présider à l'administration de ces eaux, surtout quand on a à craindre de ranimer un ancien foyer d'inflammation, comme dans le fait malheureux que je viens de citer.

Je ne veux pas quitter ce sujet sans tracer brièvement deux autres observations, qui viennent confirmer la puissante influence des eaux mères mitigées sur l'appareil nerveux rachidien.

45ᵉ Observation.

Louise Jervier, 23 ans, religieuse de la Présentation de la sainte Vierge, à Salins : constitution molle, lymphatique ; les fonctions s'exercent généralement bien. En 1850, elle fut atteinte de douleurs très-fortes dans la région lombaire; elle éprouvait des secousses nerveuses, des fourmillements, des engourdissements dans les extrémités inférieures, et une faiblesse si grande, qu'elle traînait ses pieds plutôt que de marcher. Cet état durait depuis six mois ; les douleurs lombaires étaient tout aussi intenses ; elles prenaient un caractère très-aigu, quand on exerçait une pression avec les doigts sur les apophyses épineuses des vertèbres lombaires. La malade fut traitée pendant les mois de juin et de juillet, au moyen de bains qu'elle prenait chaque jour, minéralisés d'abord avec un sixième, puis avec un cinquième d'eau mère ; leur nombre fut de 36 : cette religieuse avait récupéré tant de force, que pendant l'automne de la même année, elle a parcouru dans un jour 25 kilomètres ; elle ne se plaignait plus de souffrances dans les reins, et, jusqu'à présent, elle a conservé la même vigueur et une santé inaltérable.

46e OBSERVATION. — *Faiblesse des extrémités inférieures, suite de rachialgie et de l'énervation de la moelle épinière dans la parties acro-lombaire.—Chloro-anémie.—Dyspepsie. — Leucorrhée.*

Mme C..., mère de deux enfants, constitution nervoso-lymphatique. Lorsqu'elle devint enceinte de son dernier enfant, il y a sept ans environ, elle fut prise, sans cause connue, de douleurs lombaires excessives, suivies de faiblesse dans les extrémités inférieures ; après avoir fait quelques pas dans ses appartements, elle était obligée de s'asseoir, tant elle était fatiguée : outre cette énervation des forces, elle éprouvait des spasmes dans la poitrine, des palpitations de cœur, de l'essoufflement ; ses lèvres étaient décolorées, son teint pâle, le pouls petit, onduleux ; la leucorrhée et une gastralgie habituelle augmentaient encore les souffrances d'une existence déjà si pénible; l'accouchement, qui fut heureux, n'aggrava pas cette position. En 1851, son médecin lui conseilla les eaux de Bourbonne; elles ne lui furent pas plus avantageuses que le traitement hydrothérapique, qu'elle suivit à l'établissement de Dijon. Sans s'occuper davantage de sa santé, qu'elle désespérait d'améliorer, elle conduisit, en 1852, son fils, âgé de 10 ans, à Salins, pour fortifier sa constitution débile et le guérir de mouvements nerveux involontaires, de dyspepsie, à laquelle se joignait une toux laryngée convulsive et des désordres fonctionnels inquiétants pour son avenir. Il buvait chaque matin un verre de l'eau de la source A 4°, coupée avec un peu de tisane de guimauve; il prenait ensuite un bain sodo-bromuré frais. Ce traitement lui rendit bien vite la régularité dans ses mouvements, l'énergie des forces, de l'appétit, des digestions faciles et réparatrices; il ne toussait plus et se livrait sans fatigue à tous les exercices de son âge.

A ma sollicitation, et enhardie par le beau succès obtenu par ces eaux dans la maladie de son fils, Mme C... se décida à suivre le même traitement; on peut dire, sans exagération, qu'il lui fut encore plus favorable qu'à son fils, eu égard à l'ancienneté des altérations qu'avait éprouvées son organisme. Toutes les affections dont j'ai parlé plus haut firent place à la santé la plus parfaite. Oppressée, sentant fléchir ses jambes sous elle, avant le traitement, elle se condamnait à une inaction d'autant plus nuisible à sa santé, qu'elle se prolongeait davantage; vers la fin de son séjour à Salins, elle gravissait les lieux les plus élevés, et exécutait sans fatigue aucune des promenades de plusieurs heures. Le traitement des deux malades fut de quarante jours ; les bains, minéralisés d'abord à un douzième, finirent par l'être à un tiers ; ils étaient très-bien supportés, malgré la quantité assez considérable d'eau mère, et leur température à 28 et 26° centigrade. Cette dernière observation a quelques rapports avec une autre non moins intéressante, qu'il me reste encore à tracer en peu de mots, pour terminer ce qui est relatif au traitement des névroses par les eaux sodo-bromurées.

47ᵉ Observation. — *Enervation congénitale des cordons nerveux sacro-lombaires.* — *Faiblesse des extrémités inférieures ; dyspepsie.* — *Leucorrhée.* — *Dysménorrhée.*

M..., 22 ans, lymphatique, portait dès sa naissance une énervation des extrémités inférieures, avec relâchement de la capsule et des ligaments des deux articulations fémoro-pelviennes ; il résultait de cet état de choses une grande faiblesse des extrémités inférieures et un balancement de droite à gauche dans la marche ; de plus, elle éprouvait de la dyspepsie, elle avait un flux leuchorrhéique abondant et de la dysménorrhée. C'est avec beaucoup de fatigue, et dans les premiers temps, à l'aide d'un bras, qu'elle se rendait chaque jour de son hôtel aux bains, séparés l'un de l'autre par une distance très-peu considérable. Son traitement dura un mois, en 1852 ; il consistait en bains, boissons, douches de l'eau minéralisée, graduée selon l'emploi ; le mélange d'eau mère dans les bains, à la température de 36 à 38° centig., a été élevé de un huitième à un tiers ; la douche était donnée à la même température que le bain lui-même, d'abord pendant cinq minutes, puis pendant dix ou douze, sur les lombes, les articulations des hanches et des genoux, elles ont été au nombre de douze ; chaque matin elle buvait un verre de la source A 4°, qu'elle abandonna pour l'eau ferrée gazeuse, coupée aux repas avec un peu de vin vieux, rouge. Le résultat de ce traitement a été, comme dans le cas précédent, des plus extrordinaires. Cette demoiselle, très-bien portante, quoiqu'elle se balançât encore un peu en marchant, ne conservait que le souvenir de toutes les affections morbides qu'elle avait éprouvées depuis si longtemps ; elle avait de l'embonpoint, un teint frais et un si grand développement des forces, que dans ses longues promenades, elle montait sans se reposer sur les sommets les plus élevés. Les personnes qui font le sujet de ces deux observations éprouvèrent, pendant l'hiver, une rechute de peu de gravité, que l'on a facilement combattue par les mêmes eaux envoyées à domicile, dans de grandes bouteilles en verre.

Quand je disais que nos eaux minérales étaient, par excellence, l'agent de guérison propre à combattre les névroses digestives, la chloro-anémie, par la restitution au sang des éléments de plasticité ; qu'elles guérissaient l'aménorrhée, en régularisant l'influx nerveux de la matrice, et faisant disparaître les flux leucorrhéiques,

si souvent rebelles aux médications employées avec ha-
bileté, c'est que les opinions théoriques que j'ai émises
avaient pour elles tous les avantages de l'observation;
les cas qui suivent vont encore corroborer mes principes thérapeutiques.

48ᵉ Observation. — *Goître.* — *Leucorrhée.* — *Pityriasis
simplex.* — *Gastrodynie.* — *Chloro-anémie.*

Mᵐᵉ C... V..., 24 ans, de Poligny (Jura), tempérament lymphatique, menstruation régulière, est atteinte
de leucorrhée et porte un engorgement thyroïdien depuis
l'âge de puberté. Mère de deux enfants, elle a eu, lors
de sa dernière grossesse, des plaques érythémateuses
de pityriasis simplex, au pli des deux bras : cette affection herpétique trouva un moyen curatif dans quelques bains minéraux de Salins, en 1845. L'année suivante, et trois mois après son deuxième accouchement,
qui fut très-naturel, l'épigastre était devenu le siége
d'une sensibilité très-vive et de battements artériels
très-étendus : dyspepsie, bruit de souffle chloro-anémique
sur le trajet des artères carotides et dans la région du
cœur, pâleur de la face, décoloration des lèvres, froid
aux extrémités, syncopes; les bouillons et les toniques,
associés aux ferrugineux, furent mal supportés, ils dé-
terminèrent des coliques et de la fièvre. Comme l'expérience démontrait qu'il n'était pas prudent de confier des
médicaments à un estomac aussi irritable, on commença
à mettre un huitième d'eau mère dans un bain tiède,
ensuite on arriva à un tiers; ces bains étaient de deux

heures et administrés au nombre de 20, pendant le mois de juin 1846. Mme V... recouvra ses facultés digestives, les forces, le teint, l'embonpoint qu'elle avait avant cette maladie. Ces bains bromurés la débarrassèrent également du goître et de la leucorrhée.

J'ai cru nécessaire de donner du développement à cette observation, parce qu'elle offre, dans son ensemble et dans la succession de ses différentes phases pathologiques, un tableau raccourci de quelques affections heureusement traitées par les eaux mères de la saline de Salins. Si, par la pensée, on décompose cette activité minérale, nous remarquons d'abord qu'elle modifie les téguments herpétisés ; la prompte guérison du pityriasis en est la preuve. D'un autre côté, la circulation interstitielle et la vitalité des vaisseaux absorbants acquièrent un surcroît d'activité, ce qui nous permet d'expliquer la guérison du goître. Sous la même influence médicatrice, l'état chloro-anémique, cet étiolement de la vie animale, fait place à une existence nouvelle. En relevant les forces digestives, cette médication fit d'un seul coup disparaître la dyspepsie et la gastralgie, et restitua à l'hématose l'énergie nécessaire au jeu régulier de toutes les fonctions.

Pour clore ce recueil d'observations, j'ai fait choix de deux cas d'arthrite développés sous l'influence d'éléments morbides divers, que l'on peut encore rapprocher des observations analogues compliquées de lymphatisme, afin de montrer combien le traitement diffère peu et reste victorieux de tous ces accidents.

8.

49e Observation. — *Hydarthrose de l'articulation fémoro-tibiale droite.*

La fille Chauvin, 42 ans, domestique à Saizenay (canton de Salins), avait eu, en 1845, un rhumatisme inflammatoire de l'articulation tibio-tarsienne droite; l'année suivante, en 1846, la même phlogose se déclara au genou droit du même membre ; la douleur en rendait les mouvements impossibles, il y avait épanchement intra-capsulaire. Le traitement antiphlogistique général et local laissa la malade dans le même état; alors, la fille Chauvin, qui craignait d'être estropiée, se décida, d'après mes conseils, à prendre des demi-bains avec un cinquième, puis un quart d'eau mère deux fois par jour : ils étaient d'une heure de durée. Il ne fallut qu'une semaine de ce traitement pour obtenir la résolution du liquide épanché dans l'articulation et rendre au genou, avec la liberté de ses mouvements, une conformation pareille à celle du membre opposé; en sorte que cette domestique se livra immédiatement et sans boiter à tous les exercices que commande un service pénible. Pour ne rien omettre de ce qui a contribué à la guérison, j'ajouterai que des morceaux de laine épaisse, pliés en double, imbibés d'eau mère, étaient constamment maintenus autour du genou souffrant. Cette observation est un exemple remarquable de la puissante activité que nos eaux impriment à la résorption interstitielle et aux bouches absor-

bantes des vaisseaux veineux, en sorte que l'épanchement capsulaire disparut dans un temps très-court;
d'autre part, ce fait témoigne que ce traitement est
d'une grande efficacité dans les arthrites subaiguës.

50e OBSERVATION. — *Arthrite scapulo-humérale par métastase
blennorrhagique.*

Le sieur J..., ouvrier à Salins, fut atteint d'une or-
chite, suite de la prompte suppression d'un écoulement
urétral; après deux jours d'un traitement antiphlogistique et résolutif, il n'existait plus d'engorgement testi-
culaire, mais une arthrite des plus intenses occupait
l'articulation scapulo-humérale droite. L'analogie de
tissu et de fonction qui existe entre la tunique vaginale et
la capsule articulaire explique cette métastase phlogis-
tique. Le plus léger mouvement du bras droit était impossible, à cause de la douleur qu'il provoquait. Cet ouvrier désespérait de guérir, on l'engagea à se rendre à
l'hôpital de Salins, pour y subir un traitement par les
eaux minérales de cette ville. Il sortit de cet établissement
vers la fin d'août, après avoir 16 pris bains tièdes, avec
mélange d'un cinquième et à la fin d'un tiers d'eau mère.
Le 1er septembre, il avait repris ses travaux de forgeron
comme s'il n'avait jamais été atteint d'arthrite aiguë.

51e OBSERVATION. — *Arthrite chronique de l'articulation
fémoro-tibiale droite. — Ankylose.*

Joseph Boulanger, 17 ans, constitution lymphatique,
ouvrier à la forge du bourg de Sirod (Jura). Six mois

après un chute faite sur le genou droit, l'articulation fut prise d'inflammation ; les extrémités inférieures et spongieuses du fémur se tuméfièrent, une phlogose s'empara des tissus périarticulaires, ils contractèrent des adhérences avec la rotule, qui devint immobile. Il y avait ankylose complète de cette jointure ; le malade ne pouvait parcourir une petite distance qu'en s'appuyant sur une béquille. Tel était l'état dans lequel il se trouvait, quand on lui fit prendre, en juillet 1851, 25 bains consécutifs, minéralisés avec un cinquième d'eau mère ; la même eau servait à donner une douche de dix ou quinze minutes sur le pourtour de l'articulation ankylosée ; elle était enveloppée continuellement avec des flanelles trempées dans l'eau mère pure. Cet ouvrier, au mois de septembre de la même année, avait quitté sa béquille et repris ses travaux habituels, qu'il n'a plus quitté depuis lors. Le genou droit est néanmoins un peu plus gros que l'autre ; on remarque encore une adhérence entre la rotule et les condyles fémoraux, mais elle est beaucoup plus lâche, n'empêche nullement la flexion et n'occasionne aucune douleur ; il marche sans claudication et se livre à tous les exercices qu'exige son état, fort pénible, comme chacun peut le comprendre.

52ᵉ Observation. — *Rhumatisme subaigu siégeant dans les petites articulations des extrémités.*

Mˡˡᵉ Colette, servante à Villers-Farlay (Jura), 37 ans, bien réglée, coucha, il y a dix-huit mois, dans un appartement dont les murs étaient nouvellement plâtrés à l'intérieur. Après un mois de séjour dans cet appartement, des douleurs se firent sentir dans les petites articulations des mains et des pieds, elles se tuméfièrent; leurs téguments étaient d'un rouge vineux, et les mouvements très-bornés. Vingt jours seulement ont suffi pour amener la résolution de tous ces accidents, et cette fille a pu reprendre son service, sans aucune rechute. Les bains avaient été minéralisés avec un cinquième d'eau mère.

55ᵉ Observation. — *Goutte aiguë, siégeant aux extrémités inférieures. — Dyspepsie.*

Dans l'énumération des affections susceptibles d'être guéries par nos eaux minérales, j'ai cité deux maladies développées par excès d'acide urique, la goutte et la lithiase sédimenteuse des voies urinaires. L'observation suivante donne à mon opinion toute la valeur qu'il faut aux faits cliniques pour s'établir en lois.

M. V..., négociant dans les environs de Salins, 50 ans, tempérament bilioso-sanguin, a l'habitude de prendre, en dehors de ses repas, de la bière et des boissons spiritueuses. Depuis cinq ans il a éprouvé des symptômes de goutte, manifestés par de la rougeur et une tuméfaction douloureuse siégeant aux doigts des deux pieds; à la suite de la rougeur et de la tuméfaction, il restait de la roideur et des nodosités; l'un ou l'autre genou se trouvait parfois affecté de cette même phlogose, et toujours les douleurs disparaissaient par suite d'un flux abondant d'urines sédimenteuses et renfermant de l'acide urique en excès, colorant en vermillon la surface interne du vase.

Cette affection revenait chaque année, et durant près de trois mois retenait le malade chez lui dans une inaction préjudiciable à ses intérêts.

Pendant l'été de 1853, il prit 28 bains minéralisés, depuis 4 jusqu'à 10 degrés, avec les eaux mères de Salins, transportées à son domicile; ils firent disparaître en très-peu de temps la tuméfaction douloureuse, puis les nodosités qui soudaient les petites articulations des doigts des pieds et surtout celles du gros orteil. Ces articulations, revenues à leur état normal, perdirent entièrement leur rigidité, en sorte que M. V..., qui marchait avec des béquilles dans sa chambre même, a pu presque aussitôt vaquer à ses affaires, comme si jamais il n'eût été atteint d'aucune maladie. La dyspepsie, qu'entretenaient des souffrances habituelles, fit place à des digestions faciles, les urines perdirent leur caractère acide.

D'après la composition minéralogique de nos sources, j'avais pensé qu'elles devaient avoir la même efficacité contre la goutte que les eaux thermales alcalines. Cette prompte guérison, sans rechute jusqu'alors, fait voir que mes prévisions étaient fondées. Quoique nos eaux n'aient point été employées en boisson, ainsi qu'on le fait d'une manière générale pour celles de Vichy et de Contrexeville, on ne peut expliquer autrement la disparition de la goutte et de ses concrétions tophacées, sous l'influence des eaux sodo-bromurées, que par la propriété dont elles jouissent de neutraliser les éléments acides dans l'économie. Dans le fait qui concerne M. V..., des couches nouvelles de matières calcaires ne venant pas se superposer à celles qui existaient dans les articulations, le sang régénéré d'ailleurs et ayant acquis une puissance nouvelle, reprit par absorption les éléments qu'auparavant il ne pouvait entraîner, et les disséminant sur toute l'étendue de l'organisme, permit aux organes excréteurs d'en débarrasser l'économie.

En invoquant les analogies relativement aux causes qui engendrent la gravelle et la goutte, nos eaux doivent, comme dans cette dernière maladie, neutraliser les mêmes éléments morbides et s'opposer à la formation des calculs dans les voies urinaires. C'est à l'observation qu'il appartient de s'en référer, pour arriver à une solution convenable.

54ᵉ OBSERVATION. — *Fracture de l'extrémité inférieure des deux os de la jambe droite.— Ankylose consécutive de l'articulation tibio-tarsienne de cette extrémité.*

Le 20 décembre 1845, M. le comte de Saint-M... se fractura les deux os de la jambe droite à 5 centimètres au-dessus de l'articulation tibio-tarsienne correspondante ; la fracture, aussitôt réduite, fut maintenue pendant trente-cinq jours dans un simple appareil contentif placé sur une planchette mobile. Au soixante-cin-

quième jour, on ne pouvait imprimer que des mouvements douloureux et très-bornés à cette articulation,
malgré la consolidation du cal ; il y avait de la tuméfaction autour de l'articulation. Si M. de Saint-M... voulait, à l'aide de béquilles, s'appuyer légèrement sur le
membre malade, il ressentait de vives douleurs, qui le
forçaient à discontinuer cet exercice ; dans cet état, le
membre malade fut plongé, pendant deux semaines et
deux fois par jour, dans un bain tiède, avec mélange
d'eau mère par parties égales ; ce bain local durait une demi-heure. A la fin du traitement, le malade
avait abandonné ses béquilles ; il pouvait faire tous les
jours une promenade à pied et se livrer à la chasse
pendant une heure, au voisinage de son château ; les
mouvements d'extension et de flexion s'exerçaient dans
une grande partie de leur étendue ; le gonflement articulaire ne se montrait plus que lorsque M. de Saint-
M... avait marché durant une partie de la journée.
Toute trace de la fracture avait disparu. Cette observation donne une juste idée de l'activité tonique et
résolutive de nos eaux sodo-bromurées dans les accidents consécutifs aux fortes entorses et aux fractures
voisines des grosses articulations ; leurs propriétés, dans
ces cas, sont au moins égales, sinon supérieures, à celles
de Bourbonne-les-Bains. L'eau des trous de sonde et
celle du Puits-à-Muire de la grotte B contiennent des proportions de chlorure de soude bien autrement considérables que celle de Bourbonne, et deux tiers de bromure en plus.

Au fur et à mesure que le traitement sodo-bromuré se répand, des maladies qui n'avaient pas été soumises à une action curative prennent place parmi celles qui ont obtenu une solution favorable, et viennent ajouter à ses triomphes thérapeutiques. De ce nombre sont la syphilis secondaire et tertiaire, la phthisie tuberculeuse dans sa première période. Un voyageur de commerce, qui portait des chancres indurés à la base du gland, a vu les bords de l'ulcération s'affaisser et le mal disparaître sous l'influence de nos bains bromurés.

85° OBSERVATION. — *Première période de tuberculisation pulmonaire.*

Un nommé Longchamps, 37 ans, cordonnier à Salins, perdit, en février 1845, sa femme, morte de phthisie pulmonaire. Lui-même ne tarda pas à présenter des symptômes de la première période de cette maladie : matité à la région sous-claviculaire droite, avec bruit très-obscur de la respiration, mouvement fébrile continu, chaleur à la peau chaque soir ; quand il montait, oppression considérable, toux fréquente, crachats parfois striés de sang; maigreur progressive; chaque matin, à son réveil, il avait la tête et le cou mouillés de sueur.

On lui conseilla, dans l'été de 1845, les bains bromurés de Salins, qui furent pris au nombre de 20, à la température de 35 degrés centig. et avec un mélange d'abord d'un sixième, ensuite d'un quart d'eau mère; dès lors, on vit s'effacer chaque jour les symptômes qui caractérisaient l'induration tuberculeuse du sommet

9

du poumon droit. Longchamps respirait amplement et faisait des courses sur les montagnes voisines ; la fièvre avait disparu ; la toux et les crachats mêlés de sang cessèrent tout à la fois ; l'embonpoint était revenu. Cet homme eut un tel sentiment de ses forces et du bien-être qu'il éprouvait, qu'il se remaria en mars 1846 et mourut de phthisie trois mois après avoir contracté cette union.

Ici les bienfaits produits par le traitement sodo-bromuré ne peuvent être infirmés par la mort de Longchamps. Il est probable qu'il eût prolongé sa vie, s'il avait gardé dans le célibat la continence des mœurs, tout en continuant à retremper sa constitution dans les eaux bromurées de notre saline. Laënnec ne désespérait point que, dans un temps plus ou moins éloigné, on ne découvrît un remède contre la phthisie pulmonaire. « Si jamais on arrive à cette découverte, il faudra, disait-il, s'adresser à des agents capables d'imprimer une modification profonde dans le système lymphatique », à la tête desquels on doit placer l'iode, les eaux sodo-bromurées des salines. Déjà le chlorure de sodium, introduit dans la thérapeutique par M. Amédée Latour, a fait concevoir des espérances qu'avait probablement réalisées Russel, lorsqu'il ordonnait avec succès l'eau de mer aux phthisiques, maladie appelée, par cet auteur, obstruction des glandes du poumon (*de tubo glandularii, sive usu aquæ marinæ in morbo glandularum.*) Aux bains d'Ilsch, en Autriche, bon nombre de phthisiques ont retrouvé la santé, en respirant la vapeur sodo-muriatique exhalée des bassins à évaporation de l'eau salée.

Le résultat du traitement de Longchamps, quoique rendu incomplet par l'imprudence du malade, ne mérite pas moins d'attirer l'attention des praticiens sur cet agent prophylactique de la phthisie; livré à l'expérimentation, il peut, par la suite, rendre un service immense à la médecine et à l'humanité.

56e OBSERVATION. — *Adénites strumeuses.* — *Eczéma impétigineux du cuir chevelu.* — *Passage de la première à la deuxième période de la phthisie pulmonaire tuberculeuse.*

Mme P... mourut, en 1845, de phthisie pulmonaire bien confirmée. Mère d'un garçon et de trois filles, elle a transmis à ses enfants sa constitution scrofuleuse et la prédisposition à la phthisie, affections héréditaires dans sa famille, originaire de Bracon, près de Salins. Le garçon mourut de la poitrine, à l'âge de 14 ans ; ses trois sœurs, en bas âge, blondes, maigres, toussent habituellement, sont essoufflées au moindre exercice ; elles portent des engorgements glandulaires autour du cou et sur d'autres parties du corps ; un vaste eczéma impétigineux occupe le cuir chevelu. Deux médecins ont constaté sur l'une d'elles, nommée Louise, âgée de 10 ans, la présence de tubercules crus, avec commencement de ramollissement au sommet du poumon gauche. Aux signes fournis par la percussion et l'auscultation venaient se joindre la toux continuelle, des crachats mêlés de sang, la maigreur, les sueurs nocturnes, et le soir un mouvement fébrile. En 1847, et pendant deux mois et demi, ces trois jeunes filles furent plongées chaque jour dans un bain tiède. On commença par le minéraliser avec un douzième, puis parties égales d'eau mère et d'eau commune. La tête était lotionnée avec l'eau du bain; plus tard, l'eau mère pure fut employée à cet usage. En sortant du bain, elles buvaient un verre d'eau de la source A-4. La cure étant terminée, non-seulement il n'y avait plus d'engorgement et de suppuration dans les glandes indurées, ni d'éruption dartreuse à la tête, mais l'auscultation ne révélait aucune trace de tuberculisation dans le tissu du poumon, siége auparavant de la maladie. Louise ne toussait plus, était sans fièvre, avait du teint, des chairs, de la force, et pas la moindre gêne dans la respiration ; elle a actuellement 17 ans ; son poids est de 65 kilog. De même que ses sœurs, qui n'offrent plus de symptômes du vice lymphatique, sa poitrine est large, bien développée, et la menstruation a lieu très-régulièrement Le père de ces enfants, encouragé par ce succès inespéré, leur fit suivre ce traitement pendant trois années consécutives ; ensuite le médecin conseilla de le cesser ; ces demoiselles se trouvaient dans les plus excellentes conditions de santé, dont elles continuent à jouir jusqu'à ce moment.

En lisant cette observation, qui mérite d'être consignée dans les annales de la médecine, on ne peut s'empêcher d'appliquer à nos bains sodo-bromurés le passage suivant, tiré de l'ouvrage de M. Engelmann, sur les sources de Kreusnach, p. 62 (1849) :

« Une des propriétés les plus remarquables de nos
« sources est celle qu'elles manifestent dans la dispo-
« sition héréditaire à la phthisie tuberculeuse. »

57° OBSERVATION. — *État névropathique général, et des plexus
ganglionnaires en particulier.* — *Anémie à la suite d'une
fièvre grave.*

Deux faits que je viens d'observer attestent encore
une fois de plus l'activité spéciale de nos sources salines
dans le traitement des névroses de la vie nutritive et de
relation. La première observation nous montre de quelle
puissante activité ces eaux minérales jouissent après la
convalescence des fièvres graves, qui laissent le trouble
et la débilitation dans les fonctions organiques.

Mlle D..., de Dôle (Jura), six ans, tempérament lymphatique, débilitation et maigreur extrêmes, teint pâle,
constitution anémique. Cette enfant a éprouvé, il y a un
an, une gastro-entérite, avec symptômes cérébraux.
Après une très-longue convalescence, il survint un dégoût invincible pour tous les aliments, de la gastralgie,
sommeil très-agité et de courte durée, impatience. L'irritabilité était si grande, que l'enfant ne pouvait supporter la plus légère contrariété. Elle refusait de manger,
et présentait tous les signes de l'anémie. Pesanteur du
corps, 14 kilog.

Chaque jour, à dater du 14 juillet de cette année jusqu'au 26 du même mois, cette jeune fille fut mise durant une heure et demie dans un bain à 27° centigrades,

minéralisé au cinquième, puis avec parties égales d'eau mère et d'eau commune. Après les trois premiers bains, la tolérance s'établit entièrement ; dès lors, appétit très-vif, goût prononcé pour tous les aliments, qui sont très-bien digérés, sans la moindre souffrance à l'estomac ; sommeil réparateur, calme et prolongé ; on est obligé, pour satisfaire la faim, de faire prendre plusieurs petits repas dans la journée, et même dans le bain ; animation du teint et des traits, force et vivacité dans les mouvements. Après 12 bains, l'enfant pesait 17 kilog. ; elle avait donc acquis, dans ce court espace de temps, 3 kilog. de pesanteur en plus. Cette médication sodo-bromurée est le moyen de restauration le plus efficace dans la convalescence des maladies graves, comme la fièvre typhoïde, le choléra, qui portent une atteinte profonde à l'hématose et à l'innervation viscérale.

Nous allons voir que ces eaux ont une puissance d'activité non moins grande, lorsqu'on les fait servir au traitement des affections nerveuses de la vie de relation.

58ᵉ Observation. — *Névroses cérébro-spinales.*

M. G..., de Besançon, trente-cinq ans, tempérament sanguin, nerveux, éprouve depuis quatre ans des névralgies temporales. Il y a six mois, à la suite de graves inquiétudes et de veilles prolongées dans les travaux de cabinet, M. G... fut pris de céphalalgie continue, de toux sèche et fréquente, d'aphonie. Ces symptômes n'étaient point accompagnés de fièvre ni de réaction. On attribua la toux au prolongement de la luette, qui fut excisée. Cette légère opération détermina une violente céphalalgie, ainsi que des douleurs très-vives à la nuque, à la région dorsale et lombaire; les mouvements du corps devinrent roides et douloureux, la locomotion pénible, lente et difficile, la démarche incertaine, craintive, l'attitude bizarre. Je n'ai rien remarqué, m'écrivait son médecin, auquel j'emprunte cet exposé, qui rappelle le cachet propre de la myélite. Aux phénomènes morbides que je viens de tracer, se joignaient, à l'arrivée à Salins de M. G..., une douleur vive à la nuque, qui s'opposait aux mouvements latéraux de la tête; le malade ne pouvait prononcer que très-peu de mots, avec lenteur et à voix basse; il souffrait beaucoup des lombes, et ces douleurs s'irradiaient de temps en temps, comme des élancements électriques, dans les membres inférieurs; il traînait les pieds en marchant, et bientôt la fatigue et la souffrance l'obligeaient de s'asseoir; son attention ne pouvait se fixer sur aucun objet. Inappétence, insapidité des aliments; absence complète de sommeil. Le traitement, à Salins, de M. G... a commencé le 26 mai de cette année; il se termina le 5 juillet, avec interruption de quelques jours; il se composa de 36 bains minéralisés, depuis 3 jusqu'à 9°, et de 14 douches lombo-dorsales, avec un ajutage d'un centimètre, et le mélange d'un tiers d'eau mère. La température des douches et des bains était de 32° centig.

Depuis six semaines de retour à Besançon, il ne sent que très-peu de douleur à la nuque, aux lombes, et à des intervalles éloignés ; les mouvements de la tête et des membres sont libres; la céphalalgie a cessé. M. G... lait à pied, dans la ville, toutes les courses qui nécessitent ses relations de commerce. Il peut lire, écrire, et fixer son attention sur un sujet quelconque ; sa voix a repris son timbre naturel, elle est forte, accentuée; il a de l'appétit, trouve bon tout ce qu'il mange, et dort d'un sommeil tranquille. Avant de partir de Salins, une amélioration remarquable s'était déjà manifestée, et donnait l'espoir d'un rétablissement de la santé, qui se fortifiera, si le malade se décide à prendre, en septembre, une seconde saison à nos eaux. Il est maintenant dans le Midi de la France, occupé de ses nombreuses affaires.

D'après l'opinion de certains médecins, un relevé médico-statistique met les avantages d'un traitement à l'abri de toute contestation. Sans attacher une aussi grande importance à ce moyen d'investigation , il convient de ne point le négliger, parce qu'il résume en peu de mots les principaux traits caractéristiques des affections morbides et qu'il permet de saisir le résultat numérique des cas de guérison et d'insuccès. C'est ce que je me propose de faire dans les tableaux médico-statistiques des maladies traitées en 1848 avec nos eaux minérales à l'hôpital de Salins, ainsi que dans ma pratique particulière ; et, afin d'enlever à ces courtes descriptions tout ce qu'elles peuvent offrir de vague et d'incertain, j'ai eu soin de classer dans des cadres nosologiques les affections par groupe de même nature morbide, en indiquant le nombre des bains, la quantité d'eau mère employée pour chaque traitement, sa durée, les guérisons complètes ou incomplètes. Ces tableaux me paraissent exposer en termes assez clairs les résultats pratiques auxquels conduit le traitement sodo-bromuré des salines, et les chiffres expriment assez nettement que chaque idée théorique que nous avons émise trouve son critérium dans l'observation des faits cliniques.

TABLEAU MÉDICO-STATISTIQUE des maladies traitées avec les eaux sodo-bromurées de la saline de Salins, à l'hôpital de cette ville, en 1848.

On admet, terme moyen, que la baignoire contient un hectolitre et demi d'eau commune avant d'être minéralisée.

MALADIES.	NOMBRE DE BAINS. QUANTITÉ D'EAU MÈRE pour chaque bain.	GUÉRISONS.	AMÉLIORATIONS.	INSUCCÈS.	DURÉE du TRAITEMENT.
GROUPE RHUMATISMAL					
SONJEAN, 49 ans, département du Doubs, rhumatisme aponévrotique général. Entrée le 1er août 1848, sortie le 14.	8 bains tièdes, 30 litres d'eau mère dans chaque bain d'une heure.	1.			12 jours.
DEVANNAUD (Pierre-Désiré), 31 ans, voltigeur au 16e léger. Douleurs rhumatismales, vagues, très-intenses, causées par le bivouac à la pluie, dans les journées de février. Entrée le 17 mai, sortie le 15 juin.	15 bains chauds de deux heures chaque, minéralisés avec 30 litres d'eau mère.	2.			22 jours.
COLIN, de Salins, 40 ans. Rhumatismes articulaires chroniques. Entrée le 22 mai, sortie le 8 juillet.	39 bains chauds: les 15 premiers à 25 litres, les suivants à 30 et 35 litres.	3.			44 jours.
ANDRÉ (Etienne-François), 48 ans (Doubs). Rhumatisme articulaire des mains et des pieds, ainsi que de l'épaule gauche; rétraction tendineuse des mains. Début en août 1847. Traitement pendant le mois d'août 1848.	25 bains tièdes; la dose d'eau mère a été portée progressivement à 45 litres.		1. L'affection rhumatismale a été guérie, mais la rétraction des tendons des mains resta la même.		30 jours.
GROUPE SCROFULEUX					
CROIZAT, de Salins, 12 ans. Constitution lymphatique, engorgement des glandes du mésentère (carreau). Entrée le 6 juillet.	36 bains tièdes, avec mélange progressif de 20, 25 et 30 litres d'eau mère.	4. Quand cet enfant est sorti de l'hôpital, sa guérison était assurée; elle a été rendue complète par l'usage du raisin, au moment des vendanges.			45 jours.
B... d'Arbois (Jura), 14 ans. Carie de l'articulation coxo-fémorale du membre droit; infiltration de pus dans les tissus adjacents; raccourcissement de 3 centimètres; claudication. Entrée le 28 mars, sortie le 1er septembre.	66 bains minéralisés avec le sixième, puis le quart d'eau mère; deux fois ils ont été interrompus pendant 8 à 10 jours durant le traitement.	5. Le malade, qui était arrivé en voiture à l'hôpital, est revenu à pied à Arbois, éloigne de 13 kil. de notre ville; il a passé encore une saison d'eau minérale à Salins, en 1849. Sa guérison est complète, sauf claudication.			80 jours.

MALADIES.	NOMBRE DE BAINS. QUANTITÉ D'EAU MÈRE pour chaque bain.	GUÉRISONS.	AMÉLIORATIONS.	INSUCCÈS.	DURÉE du TRAITEMENT.
P..., cordonnier à Salins, constitution lymphatique. Nécrose à la partie supérieure et externe du fémur, ulcérations fistuleuses. Entrée le 17 mars, sortie le 1er octobre.	30 bains tièdes de 30 à 35 litres d'eau mère ; ils ont été interrompus à de certaines distances.	6. La suppuration a été tarie, les plaies fistuleuses ont été cicatrisées, peu de claudication. Le malade, comme le précédent, est venu à l'hôpital en voiture ; il a pu se rendre à son domicile à pied. Récidive de longue durée en 1840.	2. D'après l'état consécutif, ce cas doit être plutôt placé dans la catégorie des améliorations.		35 jours.
Fille L..., de Salins, 10 ans. Constitution scrofuleuse : gonflement subinflammatoire des articulations des phalanges du doigt annulaire de la main droite; fistules, carie des os carpiens du même côté. Entrée le 16 mai, sortie à la fin de juillet.	32 bains tièdes de 20, 30 et 35 litres d'eau mère successivement pour chaque bain.		3. Amélioration générale sous le rapport de la constitution de cette jeune fille, de l'état des parties malades.		40 jours.
F..., de Salins, 8 ans, scrofuleux. Ulcère fongueux au bras droit, carie de l'humérus. Entrée le 18 mai, sortie le 3 juin.	76 bains composés avec 15, 20 et 25 litres d'eau mère.			1. Point de résultat avantageux marqué.	15 jours.
Annette P..., de Salins, 11 ans. Carie scrofuleuse de l'extrémité inférieure du tibia gauche, conjonctivite chronique, engorgement des glandes lymphatiques autour du cou et sous la mâchoire inférieure. Entrée le 17 mai, sortie en août.	45 bains tièdes de 25, 30, 35 et 40 litres d'eau mère ; deux interruptions.		4. Grande amélioration, cicatrisation des fistules, diminution du gonflement causé par une ostéite strumeuse. La jeune malade marche sans claudication ; elle est en voie de guérison.		55 jours.
P..., de Salins, 8 ans. Carie scrofuleuse des os du carpe de la main droite, suppuration des glandes sous-maxillaires du cou, décollement de la peau de ces régions.	14 bains tièdes, 20 litres d'eau mère pour chaque bain. On a été obligé de les cesser : la figure devenait pâle, bouffie ; inappétence, dyspepsie, affaiblissement général, cachexie alcaline.			2. Guérison des glandes, insuccès pour les autres lésions, aggravation de l'état général.	20 jours.
Louise B .., de Salins. Éruptions d'acnés disséminées sur la figure, les épaules, le dos; gastralgie.	Pendant 15 jours, au mois de mai 1848, cette fille a pris le matin, à jeun, un verre d'eau salée. A 4°.	7. Guérison de l'acné et de la gastralgie. Il n'y a pas eu de récidive.			15 jours.
Femme R...., de Salins, 32 ans. Dartre pityriasique aux jarrets, prurit, érythème.	12 bains tièdes, de 30 à 35 litres ; application de compresses imbibées d'eau mère sur les jarrets.	8.			15 jours.

	MALADIES.	NOMBRE DE BAINS. QUANTITÉ D'EAU MÈRE pour chaque bain.	GUÉRISONS.	AMÉLIORATIONS.	INSUCCÈS.	DURÉE du TRAITEMENT.
GR. DARTR.	Léonard B..., de Germigney (Jura), 54 ans. Lymphatique, psoriasis guttata, douleurs rhumatismales dans les lombes et les jambes. Entrée le 22 mai, sortie le 22 juin.	25 bains tièdes de 2 heures chaque , 20, 30 et 35 litres d'eau mère par chaque bain.	9. Guérison du psoriasis et des douleurs rhumatismales.			30 jours.
ENGORGEMENT VISCÉRAL.	Fille BÉNÉTRU, âgée de 25 ans. Aménorrhée chlorotique, gastralgie. Entrée le 5 juillet, sortie le 20.	12 bains tièdes d'une heure, 25 à 30 litres d'eau mère par chaque bain.	10. Guérison de la chlorose et des autres affections concomitantes.			30 jours.
ENGORGEMENT VISCÉRAL.	Célestin AUBRY, 21 ans. Fièvre quotidienne après un bain froid, juin 1847; engorgement de la rate et du foie; périostosite de la partie antérieure du tibia gauche, juin 1848.	18 bains tièdes, 20, 30, 35 et 40 litres d'eau mère pour chaque bain.	11. La jambe du malade est guérie ; il peut marcher, ce qu'il lui était impossible de faire auparavant. Résolution aux deux tiers de l'engorgement du foie et de la rate.			21 jours.
HYDARTHROSE.	BAISON, 30 ans. Hydarthrose tibio-fémorale droite ; tuméfaction de cette articulation, suite d'un coup reçu dans cette région il y a trois ans. Entrée le 1er juin, sortie le 20 juillet.	40 bains tièdes, minéralisés au début avec 25 litres et à la fin avec 45 litres d'eau mère. Interruption de 5 jours.	12. Guérison.			51 jours.
TUM. ECCHYM.	JACQUIN, de Salins, 20 juillet. Coup de hache en travers et au-dessous du genou gauche, plaie oblique de 8 centimètres, suffusion sanguine qui forme deux vastes tumeurs dures, bosselées, causées par l'épanchement du sang dans le tissu cellulaire de la jambe; station impossible.	Application, sur les tumeurs sanguines, de compresses imbibées d'eau mère, réduite à moitié de son volume par l'ébullition.	13. Résolution entière de l'épanchement sanguin. Le malade marche aussi facilement qu'avant son accident.			8 jours.
	18 malades traités à l'hôpital de Salins, en 1848, avec les bains sodo-bromurés, l'eau en boisson et en topique.	437 bains.	12 guérisons.	4 améliorations.	2 insuccès.	553 jours.

TABLEAU MÉDICO-STATISTIQUE des malades traités dans ma

pratique particulière, avec l'eau mère de la saline de Salins, en 1848.

	MALADIES.	NOMBRE DES BAINS. QUANTITÉ D'EAU MÈRE pour chaque bain.	GUÉRISONS.	AMÉLIORATIONS.	INSUCCÈS.	DURÉE du TRAITEMENT.
		Terme moyen.				
GR. SCROFUL.	Adénite scrofuleuse, goître, conjonctivite chronique	16 bains, 25 litres.				
	Carie vertébrale, tubercules pulmonaires..	30 — 25 —	1.	1.		
	Goître, lymphatisme................	18 — 25 —	2.			
	Engorgement des glandes du cou, ophthalmie chronique : rhumatisme de l'épaule droite............................	16 — 25 —	3.			
GROUPE DARTREUX.	Impétigo du nez et des lèvres : blépharite, adénite sous-maxillaire.............	15 — 20 —	4.			
	Impetigo labialis habituel, lymphatisme...	16 — 20 —	5.			
	Prurigo.................	15 — 20 —	6.			
	Prurigo-gastralgie...........	16 — 30 —	7.			
	Prurigo-dyspepsie, engorgement du foie..	15 — 20 —	8.			
	Dartre mentagre chronique.............	22 — 25 —	9.			
	Eczema rubrum impétigineux...........	24 — 20 —	10.			
GR. DES NÉVR.	Névralgie cruro-sciatique, furoncles.....	15 — 25 —	11.			
	Dysménorrhée, névroses du larynx et de l'estomac	30 — 20 —	12.			
	Névroses digestives, affection catarrhale..	20 — 20 —	13.			
	Gastro-entéralgie, état muqueux, névroses de la tête.....................	20 — 20 —	14.			
GR. PHLOGIST.	Myélite rhumatismale.................	23 — 20 —	15.			
	Myélite chronique rhumatismale, ramollissement, état consécutif.	18 — 40 —		2.		
	Dysménorrhée : accidents nerveux et phlogistiques. Siège variable..............	24 — 20 —	16.			
	Hydarthrose lymphatique...............	15 — 20 —	17.			
	Arthrite du genou gauche..............	Traitement topique.	18.			
	20 malades.	422 bains, Terme moyen : 5 hectolitres 60 litres par chaque traitement.	18 guérisons.	2 améliorations.	Nuls.	480 jours.

Il faut rattacher la différence des résultats curatifs consignés dans ma pratique particulière et ceux obtenus à l'hôpital de Salins, à ce que, dans cet établissement, on reçoit les indigents atteints de maladies chroniques, chez lesquels la constitution est détériorée depuis long-temps par des vices humoraux héréditaires ou contractés au milieu des privations, de la misère et de l'absence complète des soins hygiéniques. De ce parallèle, nous tirons cet enseignement : qu'il ne faut point exiger d'un traitement plus qu'il ne peut donner, et qu'on doit faire servir ces eaux au traitement des malades avant que l'altération complète de leur constitution les mette dans l'impossibilité absolue de profiter des bénéfices attachés cette médication.

Si l'on ajoute à ces tableaux médico-statistiques les observations auxquelles j'ai cru devoir donner un peu de développement, celles des malades traités depuis huit ans avec un même succès par mes confrères de Salins et ceux des villes voisines, quelle imposante masse de faits peut être offerte aux méditations du médecin qui cherche à s'environner de toutes les garanties de la science, avant d'adopter une médication nouvelle et de la conseiller avec confiance aux personnes qui réclament ses soins ! Quoique placés au premier rang parmi les eaux minérales salines froides, je préviens, cependant, que nos bains sodo-bromurés ne jouissent pas d'une efficacité tellement constante, qu'elle ne soit parfois en défaut. Si j'avançais le contraire, les quelques cas consignés dans les tableaux statistiques et bien d'autres encore viendraient donner un démenti formel. Néanmoins, et telle est ma conviction, je maintiens que ces bains bromurés procurent des guérisons en plus grand nombre qu'en suivant tout autre traitement, lorsqu'ils sont conseillés d'après des indications précises et administrés avec prudence. J'ajoute que je les ai vus très-souvent réussir lorsque les autres médications pharmaceutiques et thermales avaient échoué.

La salutaire efficacité de ces eaux dans les maladies que je viens d'exposer n'est point empreinte d'exagération, ainsi qu'on serait disposé à le croire; c'est une relation fidèle de l'histoire des malades soumis à la puissante activité des bains de Salins.

Ces cures étonnantes semblent tenir du prodige, et, quoique notre intelligence médicale ne puisse saisir et expliquer parfaitement tous les phénomènes qui s'accomplissent dans l'organisme sous l'influence des bains sodo-bromurés, il faut bien se garder d'une prévention d'autant plus fâcheuse qu'elle tombe devant les faits.

D'ailleurs, cet agent curatif n'exige, la plupart du temps, qu'un déplacement de courte durée et de faibles dépenses. Nous avons vu que dix-huit à vingt-quatre jours suffisaient, dans la majeure partie des cas, au traitement des malades, tant était profonde la modification imprimée par l'agent thérapeutique à la constitution.

Je ne crains pas de le répéter : il faut, en thérapeutique, s'incliner devant les faits, même quant l'esprit n'est pas complétement satisfait. Ceux que le mercure guérit de la syphilis, l'huile de foie de morue du rachitisme, le

sulfate de quinine des fièvres intermittentes, ne comprennent pas ce qui s'est passé dans leur organisme; le
fait de la disparition des accidents subsiste et parle plus
haut que les théories elles-mêmes.

En faisant un appel à mes confrères, en leur recom-
mandant l'emploi des eaux sodo-bromurées, j'obéis à
ma conscience de vieux praticien, et, en mettant sous
leurs yeux les résultats de mon expérimentation et de
mon observation, je trace une route nouvelle que beaucoup suivront, je n'en doute pas.

§ 7.

Traitement par les eaux minérales de Salins. — Mode d'administration.

Maintenant que nous avons une idée exacte de l'activité curative des sources minérales de Salins et des indications qu'elles peuvent remplir en thérapeutique, je
vais m'occuper de leur mode d'administration. De même
que dans tous les établissements balnéiques d'eau saline
froide, le traitement se compose de l'eau prise en boisson, sous forme de bains généraux et partiels, de douches et d'applications topiques. A ces divers modes
d'administration, on peut ajouter les bains et la respiration de ces liquides minéraux à l'état de vapeur. Un
mot d'explication sur quelques termes employés, et que
le lecteur aurait peine à comprendre.

Dans les salines, on désigne par degré la quantité de chlorure de sodium cristallisable contenu dans cinquante kilogrammes d'eau à saturation, et comme ces degrés de minéralisation ont diminué de près de moitié depuis les deux derniers trous de sonde, on devra, pour le dosage, tenir compte de cette diminution; il faudra aussi faire attention aux changements que la sécheresse ou la pluie amènent dans la minéralisation de la source, qui augmente d'un degré sous l'influence des temps pluvieux. Ainsi l'eau peut varier en plus ou en moins, selon la durée des pluies ou la sécheresse. Ces observations seront utiles, surtout lorsque le malade sera soumis aux boissons minérales.

Les eaux du Puits-à-Muire, source A 4°, à cause de leur moindre degré de minéralisation, sont employées à l'intérieur, à la température de la source; elle alimente la piscine et la fontaine d'hygie, qui en verse les flots aux malades. On boit ces eaux ordinairement après le bain, une heure avant le repas du matin et avant celui du soir. La dose, pour un adulte, est de 1 décilitre, répété une à deux fois dans la matinée et l'après-midi, jusqu'à ce que la tolérance qui s'établit permette d'en doubler la dose, si l'état du malade l'exige. Entre l'ingestion de chaque tasse de cette eau, il convient de mettre un intervalle d'un quart d'heure et de se livrer à la promenade, pour en faciliter la digestion et le passage par les voies urinaires. Cette eau, quand elle ne pèse pas sur l'estomac, provoque un flux urinaire très-abondant. Si elle porte son action sur les

intestins, elle déterminera la diarrhée, et, alors, la sécrétion des urines diminuera en proportion du nombre
des selles liquides obtenues. Chez les enfants au-dessous
de 12 ans, on fait prendre deux décilitres de cette source
en trois fois, en ayant soin d'observer les mêmes intervalles entre chaque dose. Dans le bas âge, il suffit d'en
donner une cuillerée à bouche dans du lait sucré. Ainsi,
le dosage se règle suivant l'âge, la susceptibilité des individus, la nature de la maladie, la tolérance des voies
digestives et l'habitude qu'on a acquise par l'usage
de cette boisson. Comme elle diminue de salure par
les temps chauds, il faut en boire alors plus largement. Lorsqu'on a l'intention de déterminer un effet
purgatif, les doses que je viens d'indiquer sont rapprochées et augmentées d'un tiers dans leur volume.
S'il était nécessaire, et afin d'obtenir avec moins de fatigue un résultat plus certain, 3 ou 4 décilitres de la
source du Puits-d'Amont, n. 9°, bus en trois fois, à un
quart d'heure de distance, rempliront parfaitement l'indication, parce que cette eau contient plus de sulfate de
soude et de magnésie. Il en faut un demi-kilogramme
pour un lavement purgatif.

Il est facile de rendre ces eaux moins désagréables
au goût et d'une digestion facile, par l'addition de lait
sucré, d'une tisane de chiendent ou même encore avec
un faible mélange d'eau chargée d'acide carbonique. Ce
dernier moyen m'a réussi pour l'usage interne des eaux
mères. Après avoir opéré sur ce résidu une réduction
aux trois quarts par l'évaporation, vous lui restituez un

égal volume d'eau gazéifiée par l'acide carbonique; en
raison de sa déliquescence, le bromure est conservé
dans son intégrité. Malgré ces précautions, la répugnance qu'inspire l'eau mère sous forme de boisson, la
difficulté de doser avec précision le composé de brome,
font que je préfère remplacer ce mode d'administration,
même réduite à un petit volume, par le bromure de
potassium extrait des eaux grasses de nos salines et
des manufactures pharmaceutiques; on le donne en
pastilles, dont la saveur est dissimulée par des essences
aromatiques, ou bien enveloppé dans des capsules gé-
latineuses, à la dose de 6 décigrammes à 2 grammes par
jour, en plusieurs fois. Les eaux mères solidifiées peuvent être prises à l'intérieur, sous une forme semblable,
mais en quantité deux et trois fois plus forte; en général, la boisson de ces eaux ne sera profitable qu'autant
qu'elle est élaborée par l'estomac et facilement digérée;
le sentiment qu'éprouve le malade après cette ingestion
donne la mesure de la quantité qu'il en peut boire; dès
qu'il se manifeste un sentiment de plénitude et d'em-
barras dans les voies digestives, qu'il survient des flac-
tuosités, avec des urines plus rares, il faut ou bien
cesser l'emploi des eaux, ou bien en diminuer les
doses et procéder par gradation, autrement elles
occasionneraient, chez certains malades névropathiques, une surexcitation de la muqueuse gastro-intes
tinale, qui serait un obstacle au but qu'on se propose
d'atteindre, ainsi qu'une aggravation au mal. Cette boisson n'est pas seulement un accessoire du traitement

général par les bains, elle peut aussi remplir par elle-
même une indication thérapeutique, toutes les fois qu'il
s'agit de modifier l'état nerveux de la muqueuse digestive et de neutraliser les éléments acides formés dans
l'estomac.

Les bains composent généralement la partie principale et la plus importante du traitement par les eaux
minérales de Salins, car il s'agit de faire passer dans le
sang, par l'assimilation, une grande quantité de principes minéraux. Prises à l'intérieur, à doses fractionnées,
ces eaux seraient insuffisantes et provoqueraient, par
un usage immodéré, des purgations contraires au but
qu'on veut atteindre ; la surface épidermique est plus
avantageuse sous tous les rapports. L'observation nous
fait connaître que les eaux agissent sur les téguments
par leur température et les rend plus propres à l'absorption ; une partie de l'élément minéralisateur se mêle au
sang et lui imprime son travail modificateur. La fatigue
de l'estomac est évitée par ce mode d'absorption cutanée. Darcet et Chevallier ont constaté qu'un seul
bain de Vichy suffit pour rendre les urines alcalines ;
bientôt, nous jugerons de l'énergie puissante des eaux
de Salins, par la proportion de chlorure et de bromure
de potassium qu'elles renferment.

§ 8.

Mode d'administration des eaux minérales sous forme de bains.

L'eau des sources faibles qui sert en boisson est élevée à la température de 28 et 35° centig. pour l'usage de la piscine, de la douche et des bains ; après un séjour de une à deux heures dans la piscine, dont le degré de minéralisation est à peu près égal à celui de la mer, on se rend au cabinet du vestiaire, pour se dépouiller du manteau de laine dont s'enveloppent les baigneurs et se frictionner avec des linges chauds avant de s'habiller. Le réservoir d'eau minérale est assez vaste pour permettre à deux ou trois jeunes personnes de se livrer à l'exercice de la natation, sans incommoder les autres baigneurs.

Dans le cas où des femmes douées d'une peau fine et délicate devraient prendre des bains particuliers, préparés avec l'eau de cette même source, il conviendrait d'abord de la mitiger avec moitié d'eau commune, dans laquelle on aurait délayé de l'amidon pour éviter les démangeaisons, le prurit et même l'inflammation que ces bains déterminent à la peau ; on peut, par la suite, dès que la tolérance sera établie, arriver à faire supporter aux femmes les plus délicates les bains de source minérale fortifiés par l'addition progressive de l'eau mère, et passer de 3° à 11° vers la fin du traitement.

10

Les démangeaisons et les exanthèmes passagers ne s'observent pas à la peau, c'est au moins très-rare, lorsque dans l'eau commune chauffée, vous mélangez le résidu bromuré de la saline. Mais avant de faire connaître le mode d'administration de ces bains, il est nécessaire d'avoir des mesures graduées, soit pour les vases qui servent à doser l'eau grasse, soit pour les baignoires, ainsi qu'il est d'usage à l'établissement de Salins : par ce moyen on évite, en avançant dans le traitement, de tomber dans des erreurs de dosage, souvent très-préjudiciables à la santé des malades. D'ailleurs, le médecin peut vérifier la marche de l'opération avec un aréomètre pèse-sel, qui sert à constater les degrés de minéralisation des bains avec mélange des eaux mères de la saline. Nous savons que 1 litre de ce résidu liquide d'évaporation marque 30° et contient :

Bromure de potassium......	2 gr.	70 centig.
Chlorure de sodium........	158 »	
Différents sels	317 »	

c'est-à-dire le quart à peu près du poids de cette eau, dont la densité est de 1,267.

Ainsi, quel que soit le volume d'eau de la source qui entre dans la composition d'un bain salé, il est facile d'évaluer la quantité de sels sodo-bromurés qu'il tient en dissolution, elle doit être en rapport avec les degrés signalés par l'aréomètre : toutefois, il est absolument recommandé d'agiter profondément l'eau du bain, afin que le mélange des eaux mères s'opère également;

sans cette précaution, les éléments minéraux, en raison de leur pesanteur spécifique, occuperaient le fond de la baignoire, et le pèse-sel ne donnerait alors qu'une mesure inexacte du degré de minéralisation de ce bain ; encore le mélange n'est-il jamais complet, ce qui oblige de ne pas tenir compte, dans cette appréciation, des 2° de la source minérale.

§ 9.

Minéralisation des bains selon l'âge.

1° *Bas âge*. — 20 à 30 litres d'eau de la source A 4° suffisent pour le bain d'un enfant de 3 ans et au-dessous ; par l'addition de 4 litres d'eau mère, on donnera à ce mélange 8°. Il contiendra 10 grammes 8 centièmes de bromure de potassium, 632 grammes de chlorure de sodium et 1 kilog. 268 de différents sels. C'est environ après trois semaines de ce traitement qu'on arrive à ce dernier degré de minéralisation. La même prudence présidera aux dosages minéraux pour les bains destinés aux jeunes personnes et aux adultes.

2° *De 12 à 16 ans*. — Six litres d'eau mère sont ajoutés le premier jour à 60 litres d'eau minérale chauffée ; elle offre par ce mélange le degré de minéralisation de la Méditerranée, et renferme :

Bromure de potassium.	16 gr.	20 centig.	
Chlorure de sodium.	948 »	00	»
Différents sels.	100 »	902	»

Cette minéralisation peut être élevée graduellement jusqu'à 20 litres d'eau mère et même au delà, ce qui donne, pour ce dernier chiffre, 10 degrés, et pour ma-tières minérales :

Bromure de potassium. . .	41 gr.	40 centig.
Chlorure de sodium. . . .	100 » 160	»
Différents sels.	200 » 840	»

3° *Adultes*. — Le terme moyen des bains pour un adulte est de 24 litres d'eau mère dans 120 litres d'eau de la source, qui acquiert par ce mélange 6 degrés et renferme :

Bromure de potassium. . .	6½ gr.	8 centig.
Chlorure de sodium. . .	3,000 »	00 »
Différents sels.	7,000 » 608	»

Le bain pour un adulte est-il préparé avec 1 hecto-litre et demi d'eau, on y ajoute le premier jour 15 litres d'eau mère et successivement 3 litres, de trois jours en trois jours, de manière à employer, après 21 à 24 jours de traitement, 45 à 50 litres d'eau grasse, et à minéraliser à 10 degrés un bain qui se compose alors de 2 hectolitres et tient en solution 133 grammes de bromure alcalin équivalent à :

Bromure de potassium.. .	133 gr.	00 centig.
Chlorure de sodium. . . .	7,000 » 900	»
Différents sels.	15,000 » 850	»

Si l'on considère la grande quantité de muriate de

soude et de bromure que ces bains présentent dans leur minéralisation progressive, on comprendra combien il est urgent de surveiller chaque jour l'action de ces eaux, ainsi que la graduation du dosage, de suspendre le traitement, ou d'employer des quantités moindres de ces principes minéraux, aussitôt qu'ils occasionnent des troubles fonctionnels, une agitation nerveuse, et que la tolérance devient impossible. L'expérience enseigne de ne point dépasser la quantité de 50 à 60 litres d'eaux mères pour un bain, après un mois de traitement, à moins d'avoir affaire à des personnes réfractaires à l'action stimulante de ces eaux, ou à celles qu'un long usage aurait conduites à cette tolérance extrême. Il serait donc d'une mauvaise thérapeutique de pousser le traitement jusqu'à ces limites extrêmes, car l'écono-mie, saturée des éléments minéraux qui doivent agir sur elle, n'en recevrait plus la moindre influence. Cette surveillance éclairée est surtout indispensable dans le traitement des enfants ainsi que des femmes à la peau fine et à constitution délicate. Dans tous les cas, le volume du résidu de Salins sera mis en rapport avec l'âge, le sexe, le degré d'irritabilité nerveuse des malades.

Pour les enfants au-dessous de 15 ans, on aug-mente d'un litre par chaque année de plus la quantité d'eaux mères mêlée dans les bains, en ayant soin de les y tenir plongés durant une demi-heure à une heure

Le travail de la dentition est une contre-indication à ce traitement chez les enfants en bas âge. En con-servant, pour mesurer ces eaux, un vase de la même capacité, on évite des accidents quelquefois très-regrettables, qui compromettent la santé des malades et la réputation curative des eaux. C'est en observant une sévère prudence que le médecin peut aider l'organisme à se débarrasser de tous ses éléments viciés et à reprendre lentement, mais sûrement, l'état de santé que la nature elle-même semblait avoir refusé au malade.

Il faut avoir soin de ne pas se servir de baignoire en métal, et principalement en cuivre, à cause d'une double décomposition chimique, due au contact des eaux mères, d'où résulterait la formation d'un chlorure de cuivre ; les ballonges doivent être en bois ; elles conviendront encore mieux en pierre ou en marbre. La minéralisation, la durée du bain, sa température, seront en rapport avec la nature de la maladie, son état de chronicité ou diathésique, et l'impressionnabilité des malades. Le temps qu'on reste dans l'eau est communément d'une heure ; la température varie beaucoup : les malades faibles exigent des bains chauds ; mais un tempérament froid, à chairs molles, peu excitables, demande qu'ils soient frais. Dans cette appréciation, il ne faut pas seulement consulter le thermomètre, mais tenir compte de l'irritabilité nerveuse, de l'âge, du sexe et des sensations qu'éprouve le malade quand il est plongé dans le bain ; sa température, qui, dans le plus grand nombre des cas, est de 32 à 35 degrés centigrades, est abaissée jusqu'à 22 degrés dans l'asthénie nerveuse et la faiblesse radicale des plexus nerveux de la vie organique ; alors, la durée du bain est en rapport avec son degré de réfri-

gération. Le médecin conseille une température bal-
néique de 36 à 38 degrés, lorsqu'il donne des soins à
des personnes atteintes d'affections de nature chronique, et liées à une diathèse lymphatique ou dartreuse ;
mais les malades présentent-ils des signes de pléthore,
il faudra les saigner avant d'entreprendre tout traitement ; on les examinera de temps en temps dans le
bain ; la figure devient-elle rouge, la tête chaude et pe-
sante, des compresses, imbibées d'eau froide, seront
immédiatement placées sur la tête ; on abaissera la température du bain, et, pour prévenir définitivement des
accidents de congestion sanguine vers le cerveau, le malade quittera momentanément le traitement ; pour la suite,
il pourra être repris sous forme de demi-bains tièdes, si
toutefois la maladie exige qu'on les continue. On les sus-
pend à l'époque de la menstruation et chez les personnes
qui ont un flux hémorrhoïdal. Dans le bain, le malade se
frictionnera avec les mains les parties qui sont le siége
d'engorgements passifs ou de douleurs rhumatismales ;
cette espèce de massage facilite l'absorption des sels
sodo-bromurés et la circulation capillaire dans les endroits où ces frictions et les pressions alternatives des
membres sont exercées. Les personnes nerveuses, faibles, délicates, font bien de prendre un bouillon et de
se coucher durant une demi-heure à une heure après le
bain, ce que je conseille également à ceux qui éprouvent
des douleurs rhumatismales et une faiblesse nerveuse
dans les extrémités : à la sortie du bain, on fera attention
de s'essuyer soigneusement la tête, car les cheveux

mouillés par les eaux ont la propriété d'attirer l'humidité et peuvent devenir une cause permanente de fluxions. C'est aussi le moment de faire exercer le massage sur les parties du corps atteintes de douleurs ou de faiblesses nerveuses.

Les malades affectés de vastes eczémas, de dartres fluentes à large surface avec prurit excessif, sensibilité vive de la peau, ne pourraient supporter une chaleur de 38 degrés. Tous ces phénomènes s'exaspéreraient ; aussi, il faudra ajouter à l'eau du bain une solution gélatineuse ou bien amidonnée ; pendant les premiers temps, il conviendra de couvrir les parties dénudées avec du taffetas gommé, si le contact de l'eau avec ces lésions extérieures fait éprouver un trop vif sentiment de cuisson et de souffrance ; puis, cette sensation s'émoussant peu à peu, l'action topique des eaux devient nécessaire pour modifier directement l'état morbide de ces tissus. Nous conseillons aux jeunes demoiselles de prendre des précautions analogues à celles qu'exige leur état menstruel, afin de se garantir de toute action irritante ; il ne serait pas raisonnable de se priver des avantages que ce traitement procure, parce qu'il cause un peu de malaise, d'agitation, etc... Il s'agit simplement d'accommoder le degré de minéralisation à la susceptibilité des personnes. J'ai vu des femmes qui éprouvaient d'horribles démangeaisons après les premiers bains supporter, par la suite, les eaux mères mitigées à parties égales et sans aucun inconvénient. Les malades qui sont affectés de dartres sécrétantes, de vastes ulcères, seront purgés deux fois par semaine, avec deux verres de la source A 4°; cette médication laxative est un moyen d'épuration humorale; elle abrége la durée du traitement et prévient les accidents qui surviendraient inévitablement après une prompte suppression des sécrétions morbides exubérantes, et depuis longtemps établies. En général, dans les scrofules, les dartres héréditaires, les affections invétérées, il faut modifier profondément la constitution des malades, qui doivent se résigner d'avance à suivre un traitement de longue durée. Ils resteront au bain une heure et demie à deux heures; dans certains cas, il conviendra de les y faire mettre deux fois par jour : par ces moyens, les récidives deviendraient impossibles, et la cure serait complète si l'on voulait se soumettre à la pratique de cette médication deux ou trois ans de suite.

Les maladies qui ont des racines profondes dans une constitution affaiblie ou énervée ne sont amenées à une guérison parfaite et durable qu'à la condition que la viciation constitutionnelle soit détruite par les bains sodo-bromurés employés pendant plusieurs années; encore ne faut-il pas négliger l'observation des soins hygiéniques et du régime; ils favorisent et perpétuent l'action bienfaisante de ces eaux minérales. Pour guérir les éruptions dartreuses de la face et du cuir chevelu, je fais pratiquer sur ces régions des lotions avec l'eau du bain dans lequel le malade est plongé; elle servira au même usage dans les conjonctivites chroniques; on la fera aspirer par le nez aux malades atteints d'ozène ou d'affection subaiguë de la membrane pituitaire ; son influence détersive se fait également sentir dans les affections du cuir chevelu, dans celles des membranes muqueuses oculaire et olfactive. Quand on la fait évaporer, solidifier, et qu'on la mélange avec l'axonge ou les résines, on peut en obtenir des emplâtres très-résolutifs. Chaque jour, il faudra lotionner soigneusement, avec l'eau des sources, les téguments sur lesquels ces topiques sont placés.

L'action très-efficace de ces agents secondaires est surtout visible lorsque les sécrétions morbides sont entretenues par des irritations chroniques, sans réaction inflammatoire, et que la constitution, le plus souvent lymphatique, commence à se régénérer sous l'influence altérante des bains généraux. Les lotions, les applications d'étoffe de laine imbibée d'eau salée bromurée, les bains minéraux partiels, ceux des extrémités surtout, réclament préalablement l'examen de l'état pathologique des parties, pour juger si elles sont dans des conditions convenables pour être soumises à l'activité thérapeutique de ces eaux. Appliquées comme topiques, en dehors de leurs propriétés physiques spéciales, elles agissent par voie d'imbibition ou d'endosmose, et donnent lieu aux phénomènes d'alcalinisation dans les tissus sous-cutanés en rapport avec le médicament. L'ancienneté et la nature de la maladie, son siége, la sensibilité des parties mises en contact avec la colonne du liquide projeté, fournissent les indications nécessaires à l'emploi régulier des douches, qui se composent d'un tiers d'eau

mère et des deux tiers d'eau de la source minérale.;
à la fin du traitement qui dure, terme moyen, de 15
à 21 jours, elles sont prises avec parties égales de
l'une et de l'autre, de même qu'on augmentera le diamètre de l'ajutage ; en général, la durée varie de cinq à
quinze minutes, et jusqu'à une demi-heure, à la condition néanmoins qu'elle sera portée sur diverses parties
du corps. Les injections avec l'eau des sources faibles
sont très-avantageuses dans le traitement des ulcères
avec trajets fistuleux et de l'otorrhée chronique. L'administration des douches ascendantes minéralisées avec
ces mêmes eaux doit être surveillée avec beaucoup d'attention, et le médecin seul pourra en déterminer la
durée, les graduer, et indiquer, selon les effets produits, la forme et les dimensions des ajutages : une
aveugle administration de ces agents énergiques, au
lieu de procurer la résolution des engorgements viscéraux, ne servirait qu'à ranimer d'anciens foyers d'inflammation, si le médecin négligeait auparavant de s'as-
surer qu'il n'existe dans le bas-ventre aucun élément
de contre-indication.

Lorsqu'on se propose d'exciter l'activité des téguments, ou bien d'assouplir la peau, habituellement sèche
et aride dans les affections lymphatiques et les dartres
chroniques, les bains de vapeur dégagés des eaux salines en ébullition rempliront avec succès cette indication; l'eau vaporisée pénètre bien plus facilement
dans les tissus par absorption. Le malade se couche,
déshabillé, sur des sangles placées en travers et à

la partie moyenne d'une caisse en bois recouverte d'une toile cirée, qui entoure exactement le cou, elle reçoit, par le bas, les vapeurs salines, au moyen d'un conduit muni d'un robinet ; en tournant ce robinet au tiers, à moitié, ou complétement, les personnes de service graduent à volonté l'émission de la vapeur Ces bains durent, selon l'indication, de dix à quinze minutes. Le malade, bien essuyé et enveloppé d'une couverture de laine, est transporté sur un lit voisin. Si l'indication est bien précise, on pourra le soumettre à une douche écossaise ou bien à des aspersions d'eau froide sur tout le corps ; par ce procédé bien simple, on réunirait dans le même établissement les bains minéraux de Salins et le traitement par la perturbation hydrothérapique. La sudation abondante qui baigne le corps des malades après le bain de vapeur est salutaire aux rhumatisants, à ceux qui sont atteints de subirritation des muqueuses, avec exhalation habituelle de ces membranes ; c'est aussi un puissant moyen d'épuration des humeurs, bien supérieur en efficacité aux crises qui se manifestent par des éruptions à la peau, et qui elles-mêmes deviennent l'occasion d'un traitement spécial. A l'exemple des médecins allemands, nous sommes loin de chercher à favoriser les crises éruptives, convaincu qu'en donnant aux organes une plus grande puissance d'excrétion, on peut arriver lentement, il est vrai, mais sans inconvénient pour les malades, à éliminer de l'économie tout ce qui peut être la cause d'un état morbide.

Il est encore une autre manière d'administrer les vapeurs minérales aqueuses ; elle consiste à les introduire dans des cabinets hermétiquement fermés, appelés *vaporarium*, à y faire pénétrer les malades durant un certain temps, ainsi que cela se pratique à Kreusnach et aux bains d'Ilsch, en Autriche. Autrefois, dans cette dernière manufacture de sel, ces cabinets étaient suspendus au-dessus des bassins à évaporation ; il serait bien plus simple et plus commode, ainsi que je conseille de le faire à Salins, d'engager les personnes atteintes de laryngites et de catarrhes chroniques, ou celles qui se trouvent dans la première période de phthisie tuberculeuse pulmonaire, à se promener fréquemment, et pendant un certain temps, au bord de ces mêmes chaudières, au moment de la cuisson des eaux salées pour la fabrication du sel commun. La vapeur minérale, mise en contact avec la muqueuse pulmonaire, agit directement sur cette membrane, et, par voie de transmission ou de processus, sur tout l'appareil des organes de la respiration, qui subissent une profonde et salutaire modification dans leur état pathologique. Les essais tentés par plusieurs médecins français, sur l'inhalation de l'iode doivent encourager à marcher dans cette voie nouvelle d'expérimentation : si l'on parvient à guérir la phthisie pulmonaire, comme la cinquante-septième observation le fait espérer, il est à croire que ce sera avec le concours de l'atmidiatrie et celui des bains bromurés. Laënnec garnissait de varechs les appartements des phthisiques, afin de les placer dans une atmosphère sodo-bromurée : les cures

11

vraiment étonnantes opérées par les inhalations de vapeurs minérales, dans les salines de Kreusnach, et plus spécialement à celles de Ilsch, font espérer que nous obtiendrons dans notre établissement des résultats thérapeutiques non moins heureux. Les bains salés froids de courte durée, ceux par immersion, agissent principalement par la densité du liquide minéral, l'abaissement de sa température ; ils développent la caloricité animale, l'activité expansive de la peau, la tonicité du système nerveux et musculaire ; mais la réfrigération des téguments s'oppose à l'absorption des sels de soude et du brôme ; d'ailleurs, ces bains ne sont pas sans danger pour les malades atteints de flux humoraux chroniques, et qui, par la faiblesse de leur constitution, ne sont pas susceptibles d'éprouver une prompte réaction, en sortant de l'eau.

Le traitement par nos eaux minérales peut être suivi dans toutes les saisons, lorsqu'on a soin, sous une température basse, d'habiter un appartement chauffé et de n'en pas sortir ; mais il est beaucoup plus avantageux et même indispensable de l'entreprendre pendant l'été, surtout quand on s'adresse à des malades scrofuleux ou affectés de dartres humides chroniques, aux vieux rhumatisants ; à la chlorose, souvent compagne de l'aménorrhée, et aux engorgements passifs des viscères du ventre. Toutes ces affections trouvant, dans une température froide et humide, des éléments générateurs ou capables d'en prolonger la durée, il est bon de ne pas les traiter pendant l'hiver. La saison la plus favorable

est depuis le mois de mai jusqu'à la fin de septembre :
de même qu'aux thermes alcalins, leur activité n'est pas
épuisée dans l'organisme après qu'on a quitté ce traitement: souvent elle se développe d'une manière aussi
remarquable qu'inattendue aussitôt après que le malade est retourné dans ses foyers, six semaines à deux
mois après son départ des eaux. Cette circonstance im-
pose la nécessité de ne rien faire, pendant cette période
de temps, qui puisse contrarier l'action intime de la
médication et en neutraliser la bienfaisante influence.
On évitera donc les infractions au régime, et les médicaments qui pourraient agir comme antagonistes des
bains sodo-bromurés. Cette prescription ne s'étend pas
à tous les agents tirés de la pharmacie ; au lieu de les
exclure durant le traitement, nous réclamons le concours d'un certain nombre, et surtout de ceux qui agissent dans le même sens que nos eaux salines et amène-
raient au même but avec plus de lenteur. Parmi ces
adjuvants officinaux, je compte en première ligne les
composés d'iode, ils complètent, dans beaucoup de
cas, la puissance médicatrice des eaux sodo-bromurées
dans les dartres strumeuses, dans la syphilis secondaire
et tertiaire; viennent ensuite les ferrugineux, les toniques fixes, le quinquina, les préparations opiacées, les
purgatifs salins, les frictions sèches aromatiques et les
lotions savonneuses aromatisées. Une association non
moins importante consiste à ajouter aux bains composés
avec les eaux faibles des sources qu'on a bromurées,
tantôt le sulfate de fer, tantôt l'hydro-sulfate de soude,

que fournissent à bas prix les grandes manufactures de
nos produits chimiques; cette combinaison, faite dans
les proportions convenables, placera nos eaux salines
chlorurées au rang des sources salines sulfureuses ou
ferrugineuses, elle reculera les limites des indications
thérapeutiques que présentent nos bains bromurés.
Chacun des éléments dont je viens de parler fera sentir
son action bienfaisante, et le médecin pourra, en surveil-
lant le dosage et toutes les conditions accessoires de leur
administration, en faire un élément puissant de guérison.

Jusqu'à présent les personnes que leur éloignement
ou d'autres obstacles empêchaient de se rendre à Salins
pour y prendre les eaux faisaient transporter à leur
domicile nos eaux mères, susceptibles de subir, par l'action du feu, une réduction considérable et même de se
solidifier par refroidissement; cette condensation étant
opérée, sans altérer en aucune manière l'élément curatif
principal, à cause de l'extrême déliquescence du bromure de potassium qui se conserve tout entier et de
l'absence des principes gazeux. De grosses bouteilles en
verre servaient ordinairement à ce transport; elles sont
de la capacité d'un demi-hectolitre; mais l'activité sur-
prenante de ces eaux exige l'œil attentif du médecin habitué à leur emploi; aussi je ne puis trop engager les
malades à se rendre aux eaux de Salins, et j'espère, en
ceci, ne pas blesser la susceptibilité de mes honorables
confrères; ils savent tous que l'emploi des eaux est ré-
servé principalement à des hommes dont c'est l'unique
occupation, ainsi que cela a lieu dans tous les établis-

sements de France. Depuis le 1ᵉʳ juillet de cette année, époque de l'ouverture des bains minéraux de Salins, l'administration ne permet pas le transport des eaux mères en dehors de cet établissement.

Le mélange des eaux mères avec celles des sources à différents degrés, qui coulent en abondance dans les souterrains de la saline, doit faire rivaliser les bains sodo-bromurés de Salins avec ceux qui contiennent des éléments similaires, et dont la réputation est justement acquise en France et à l'étranger. Le climat de notre pays, ses mœurs, ses habitudes, sont parfaitement connus de tous les malades, et le langage n'est point une difficulté pour l'exécution d'un traitement minutieux et attentif; de l'autre côté du Rhin, c'est tout autre chose, tout est différent; aussi la France doit-elle se réjouir de posséder des bains qui la délivreront d'un tribut qu'elle payait à l'étranger. Nous avons, du reste, démontré péremptoirement que sous le rapport de l'efficacité, nos eaux ne le cèdent en rien à celles de l'autre côté du Rhin.

Cette opinion, qui est en tous points celle de M. Amédée Latour, contribuera, nous l'espérons, à classer définitivement les bains minéraux de Salins au premier rang parmi les établissements hydro-thérapiques de ce genre que possède la France.

J'avais depuis longtemps exprimé mon étonnement de ce que notre gouvernement, ou l'industrie privée, n'eussent point la pensée de créer sur nos côtes maritimes les plus salubres des établissements de bains de mer, dans lesquels on utiliserait les eaux mères des

marais salants ; ce vœu émis en 1846, dans un mémoire adressé à l'Académie de médecine de Paris, a
été entendu, et le gouvernement a confié à M. le docteur Meslier la mission d'expérimenter les propriétés
médicales de ces résidus. Il appartenait au savant mo-
deste, dont les hautes études avaient porté la lumière
sur les éléments d'insalubrité des marais salants, de
faire sortir de ces éléments délétères des moyens puissants de guérison, car Dieu, à côté du mal qui règne
ici-bas, a su placer une large part de bien pour en neutraliser les effets ; et c'est à l'homme qu'il a laissé le
soin d'utiliser l'un pour détruire l'autre ; c'est là, du
reste, une des grandes manifestations de l'intelligence
et des facultés humaines. L'administration de la guerre
attend la solution que l'Académie de médecine donnera à
cette question, pour créer dans le Midi de la France un
établissement de bains avec les eaux de la mer concen-
trées par évaporation : ces bains feraient partie d'une in-
firmerie divisionnaire capable de recevoir les convalescents de nos armées d'Afrique et d'Orient, ainsi que ceux
qui viennent des colonies avec des engorgements viscéraux, suite des fièvres intermittentes prolongées, con-
tractées dans ces climats insalubres ; cette médication
s'appliquerait à tous les cas pathologiques relatés dans
notre ouvrage. Le jugement favorable de M. Jules
Cloquet sur ce traitement, qu'il se félicite d'avoir expé-
rimenté aux bords de la mer et le résultat de mes
propres observations m'autorisent à croire que l'exécution de ce projet serait, comme à Salins, d'un avan-

tage incomparable dans le traitement de toutes les maladies chroniques, surtout dans les vieilles blessures fistuleuses, les engorgements articulaires à la suite de fracture ou de luxation. Ces bains auraient certainement la supériorité sur ceux de Bourbonne, de Plombières, de Balaruc, etc., parce qu'ils contiennent beaucoup plus d'éléments bromurés, et par la facilité que l'on a de les graduer et de les mettre à la portée de toutes les affections, à quelque degré qu'elles se présentent.

Dans l'intérêt de la santé des militaires et du Trésor, Salins, par sa position, par les dépenses déjà faites, doit être classé comme établissement de bains minéraux destiné au traitement des militaires de retour dans leurs foyers, et à ceux qui occupent les garnisons des villes de l'Est de la France.

Je crois nécessaire de reproduire, sous forme de corollaires, quelques-unes des idées principales qui font l'objet de mes études sur les eaux minérales de Salins, et leur mode d'administration.

Nous avons observé qu'elles augmentent l'absorption interstitielle et la fluidité des liquides dans les tissus engorgés, qu'elles fortifient l'action nerveuse tout en la régularisant, et sont douées d'une double activité curative par voie dynamique, et comme agent chimico-vital; il résulte de ces notions de physiologie thérapeutique et de l'observation des malades soumis à ce traitement, que ces eaux sont un des plus puissants résolutifs des engorgements glandulaires et un moyen très-efficace de guérison pour les diverses formes du vice scrofuleux, des maladies de la peau, des muqueuses, et des affections liées à ce vice ; nous avons vu tout le parti qu'on peut en tirer dans les névroses en général, celles du système digestif en particulier, ainsi que pour prévenir le développement de certaines maladies à type héréditaire. Ce traitement ne peut avoir de succès véritable que lorsqu'il s'adresse à des maladies chroniques sans mouvement fébrile symptomatique, et qu'il n'existe aucune dégénérescence organique dans les tissus. Une condition non moins indispensable est dans la connaissance pratique que le médecin doit avoir de l'administration de ces eaux et de leur activité thérapeutique relativement à l'âge, au sexe, à la constitution et à la tolérance des divers individus.

1° L'eau du Puits-à-Muire, source A 4°, est employée de préférence en boisson, à la dose de deux à quatre décilitres, en deux à trois fois, avec un intervalle d'un quart heure entre chaque tasse ; on s'en sert également pour composer des bains d'eau minérale pure ou mitigée, dans lesquels on ajoute, selon les indications, des quantités progressives de résidu bromuré des salines.

2° En raison de la répugnance causée par les eaux mères en boisson, malgré la précaution qu'on prend de les étendre d'eau ordinaire gazéifiée, après leur avoir fait subir une réduction, on préfère les remplacer par le bromure de potassium renfermé dans des capsules à la dose de 1 à 2 grammes.

3° Le bain en usage à l'établissement minéral de Salins est celui que l'on prépare avec l'eau de la source A 4° chauffée, dans laquelle on ajoute graduellement un mélange du huitième jusqu'à un tiers d'eau mère.

4° Durant le traitement, on se servira d'une même baignoire, en bois ou en pierre ; elle sera hectolitrée, afin que le volume d'eau qu'elle contient soit toujours dans un rapport avec celui de l'eau mère ; en agissant de la sorte, on évitera, dans le dosage et le degré de minéralisation des bains, des erreurs qu'il sera facile de rectifier avec l'aréomètre.

5° La minéralisation, la durée, la température du bain, se mesurent à l'âge, au sexe, à la nature du mal et à la tolérance des malades.

6° Ces eaux peuvent être encore prises sous forme de bains de vapeur dans les éruptions torpides de la peau, et par inhalation, lorsqu'il s'agit de guérir des affections des organes respiratoires.

7° La guérison des malades exige, terme moyen l'emploi de dix-huit à vingt-cinq bains, d'une heure à une heure et demie de durée, température moyenne de 30 à 34 degrés centigrades.

8° Dans les maladies invétérées et diathésiques, il faut, la première année, consacrer à ce traitement deux à trois mois, et revenir à ces mêmes eaux deux ou trois années consécutives, si l'on veut obtenir une régénération complète des humeurs viciées et de toute la constitution morbide.

11

9° Quant les malades offrent de vastes eczémas, des ulcères qui fournissent une abondante suppuration, établie depuis longtemps, il est nécessaire, sans interrompre le traitement par les eaux, d'aider à l'élimination des humeurs en faisant boire de temps en temps un ou deux verres de l'eau purgative de la source minérale.

10° On a très-rarement observé des récidives chez les baigneurs qui ont accordé au traitement le temps convenable pour en obtenir toute l'efficacité.

11° Lorsque cette cure doit se prolonger au delà de trente jours, il convient de l'interrompre durant une semaine, afin d'éviter un état de saturation minérale; dans ce cas, les eaux cessent d'être convenablement élaborées et le traitement devient beaucoup plus préjudiciable qu'utile, parce qu'on a dépassé le but thérapeutique qu'il s'agissait d'atteindre.

12° C'est ordinairement après six à huit bains sodo-bromurés que l'action bienfaisante ou nuisible se fait connaître; si, malgré leur faible degré de minéralisation, les malades ne peuvent le supporter, il faudra cesser le traitement.

13° Remarque-t-on de l'inappétence, des troubles digestifs, un sentiment de faiblesse, de la courbature, un malaise général accompagné d'agitation dans le sommeil pendant l'usage des eaux, cette médication est contre-indiquée; elle le sera toujours pour les personnes d'un tempérament sanguin, dans les affections aiguës avec fièvre et réaction inflammatoire.

14° Cette contre-indication s'applique d'une manière

aussi formelle à la douche, quand elle suscite une vive douleur dans les parties frappées par la colonne d'eau.

15° L'eau de la source faible A 4ᵈ est exclusivement employée en boisson ; elle alimente la piscine ; on la fait chauffer pour les bains et les douches, qui sont fortifiés par le mélange des eaux mères.

16° Les douches ascendantes, dont la force et la durée doivent être graduées, amènent la résolution des engorgements passifs du col de la matrice et des viscères abdominaux : toutefois, avec l'attention que la projection de l'eau n'agisse point de manière à réveiller la phlogose dans les tissus engorgés.

17° Les bains salés froids de courte durée ou par immersion, indiqués dans le traitement du lymphatisme et de l'asthénie nerveuse, ne conviennent qu'autant que les malades sont susceptibles d'une prompte réaction vitale.

18° La piscine offre tous les avantages attachés aux bains de mer tempérés, sans en excepter l'exercice de la natation.

19° Par l'addition des éléments sulfureux ou ferrugineux empruntés aux manufactures de produits chimiques, nos eaux sodo-bromurées réuniront à leurs propriétés médicales celles de la plupart des établissements thermaux de l'Europe.

20° Un régime substantiel, composé d'aliments de facile digestion, pris en petite quantité et choisis parmi les mets sapides, mais dépourvus d'acidité et d'assaisonnements de haut goût, contribue à la guérison concurremment avec la sobriété, un exercice modéré et les distractions qu'on se procure en visitant les sites curieux des environs de Salins.

§ 11.

Hygiène.

Les eaux minérales de Salins perdraient en grande partie leurs propriétés, si l'on négligeait de leur accorder simultanément les soins hygiéniques et un régime rigoureux, dont le concours est indispensable à la réussite du traitement ; ainsi, la sobriété est une des conditions essentielles de la cure par les eaux minérales de Salins, parce qu'elles sont mieux élaborées et assimilées par un estomac qui ne trouve aucun obstacle dans l'exercice régulier de ses fonctions, tandis que des digestions laborieuses donnent lieu aux accidents que nous cherchons à combattre. Le premier soin du médecin sera d'établir une concordance parfaite entre la nature de la maladie, le régime et le mode d'action des eaux. Parmi les aliments et les boissons incompatibles avec le traitement, je place les mets et les boissons acidules, la limonade, les salades, l'oseille, le jardinage et les viandes préparées avec des tomates, le jus de citron, les sucs acides. Cette recommandation diététique est très-rigoureusement imposée aux baigneurs placés sous

l'influence des eaux sodo-bromurées, et l'on sait que
ce travail de réparation intime dure encore trois à
quatre mois après le traitement. Les acides, les corps
gras, la viande de porc, la graisse des animaux,
agissent d'une façon défavorable sur la muqueuse sto-
macale ; ces substances, qui résistent au travail digestif,
neutralisent les principes minéraux et curatifs des eaux ;
elles deviennent des éléments morbides qui peuvent vi-
cier les humeurs ; des repas réguliers, une nourriture
légère, quoique substantielle, prise en petite quantité,
composée d'aliments peu variés, dépourvus de forts assaisonnements, est celle dont il faut faire choix.

Toutes les règles générales posées plus haut sont
aussi soumises à l'influence de l'âge, du sexe, des habitudes ; ainsi, l'usage d'un peu de liqueur, du chocolat
le matin, du café, est permis à ceux qui ont l'habitude
d'en prendre avec modération ; il est prudent de ne
point satisfaire complétement l'appétit, qu'aiguisent les
bains minéraux et la boisson de l'eau des sources. Dans
les névroses digestives, les engorgements du foie et des
autres viscères, rien ne favorise plus la congestion
progressive des organes souffrants que la surcharge
des premières voies, et un sommeil lourd et pénible
après un repas copieux. Dans tous les cas, une digestion lente, difficile, flatulente, est un obstacle à la
circulation de la veine porte, à l'hématose ; elle détruit
souvent, en un seul jour, tous les avantages qu'on aurait retirés des eaux en vivant avec plus de sobriété.
L'usage de la flanelle sur le corps est d'une utilité re-

connue pour les personnes très-délicates, sujettes aux douleurs rhumatismales, et dont la peau est très-sensible aux influences atmosphériques, pour celles qui ont des affections chroniques des viscères. Les vêtements seront légers dans la journée, plus chauds le matin et le soir, parce que la température s'abaisse considérablement et brusquement à l'entrée des gorges des montagnes, telles que celles de Salins. Il est avantageux de se livrer à un exercice modéré après les bains et le repas, de se coucher de bonne heure, afin de consacrer un temps suffisant au repos ; car il convient de prendre le bain le matin à jeun et de boire les eaux minérales une heure avant déjeuner, quand elles sont prescrites.

Nous recommandons de s'essuyer le corps et particulièrement la tête en sortant du bain ; de même qu'après les promenades et les courses dans la campagne, il ne faut pas hésiter à changer de flanelle et de linge. Les excursions à la campagne se mesurent à l'habitude de la marche et à la vigueur des personnes ; une trop grande fatigue, en épuisant les forces qui président aux principales fonctions organiques, agit comme ferait une indigestion, en enlevant au traitement une partie de son bénéfice. Dans le but de prendre un exercice modéré et de faire diversion aux préoccupations qui naissent de l'éloignement de la famille, des affaires, et souvent du mal lui-même, il est bon de se réunir avec d'autres baigneurs pour visiter les sites gracieux et pittoresques, les fraîches cascades des environs de Salins. Ces grandes images de la nature transmettent une douce excitation à tout le système nerveux ; les courses qu'on est obligé de faire pour se procurer ces jouissances exercent les forces sans les épuiser, contribuent au rétablissement régulier des fonctions, et sont d'un puissant secours pour faciliter l'action médicale de nos eaux minérales.

Le chapitre suivant est consacré à faire connaître les lieux, dans le voisinage de Salins, qui méritent d'attirer l'attention des baigneurs et d'être le but d'une promenade agréable.

TROISIÈME PARTIE.

Il est peu de pays qui réunissent, comme Salins et ses environs, des tableaux plus variés et plus pittoresques. Je vais indiquer les différents lieux qui méritent d'être le but d'une promenade, en commençant par les curiosités de la ville de Salins même, visitant ensuite les sites qui l'environnent, et plus tard les localités un peu plus éloignées, afin de procéder méthodiquement, comme devra le faire le malade lui-même.

SALINS.— L'Hôtel-de-Ville, au centre de la cité, devant la place d'armes, a été construit en 1750. Il se compose d'un corps de bâtiment avec deux ailes latérales, et il est soutenu par des colonnes qui forment le péristyle de cet édifice et de celui de la chapelle de Notre-Dame-Libératrice, que l'Hôtel-de-Ville enveloppe dans le massif de son architecture, comme une perle enchâssée dans un anneau ; symbole de l'alliance qui doit toujours exister, pour le bonheur et la prospérité des peuples, entre le pouvoir civil et l'autorité religieuse. Cette chapelle et son dôme sont en forme de rotonde. Au-dessus du maître-autel, on lit : *Salinæ, Burgundiarum caput* : « Salins, capitale de Bourgogne, » avec le millésime 1639, époque à laquelle Salins fut délivré du double fléau de la guerre et de la peste. Au dix-septième siècle, la Franche-Comté, placée sous la domination espagnole, fut le théâtre de la guerre qui dura dix ans entre la France et l'Espagne. Les paysans fuyaient à la lueur des villages incendiés par les Français et les Suédois, leurs alliés, et cherchaient un refuge dans les endroits les plus inaccessibles contre la fureur de leurs ennemis. L'abandon des terres amena la disette, ceux qui avaient échappé au fer des ennemis devinrent la proie de la peste : ainsi disparut la moitié de la population de Salins. Dans ces tristes circonstances, cette ville implora la protection de la vierge Marie, et presque aussitôt l'abondance et la santé succédèrent aux malheurs de ces temps déplorables. C'est en reconnaissance de cette insigne protection que Salins dédia à la mère du Christ cette chapelle, qui porte le nom de Notre-Dame-Libératrice ; ce monument de la piété et de la reconnaissance des Salinois à la sainte Vierge fut élevé, en 1640, avec les dons des fidèles, qui contribuèrent à la construction et à la décoration de cet édifice. Dans une chapelle consacrée au culte de Marie, on voit sa statue de hauteur naturelle ; elle est en fonte, très-artistement ciselée ; son front est orné d'une cou-

ronne murale ; l'or et l'argent se mêlent à ses draperies ;
ses pieds foulent un bouclier, des étendards et des
faisceaux d'armes. Au fond de la chapelle, en face
du maître-autel et d'un Christ en croix, s'élève, sur
un piédestal environné d'une balustrade en fer, une
Mater dolorosa, statue de Marie en marbre blanc, de
grandeur à peu près naturelle ; elle est due au ciseau
de notre compatriote, M. Huguenin ; cet habile statuaire
a exprimé dans la pose et les traits, avec la vérité la
plus saisissante, la douleur profonde d'une sainte mère,
en face de son fils expirant, lorsque tout est consommé,
consommatum est ! La fontaine dite Truchot est placée
à côté de l'Hôtel-de-Ville, contre le mur de clôture de
l'établissement des bains minéraux. Au-dessus du bassin, est une statue marine en pierre de vergenne ; son
front est enlacé de roseaux ; elle s'appuie inclinée sur
une urne ; le groupe d'amours qui fait partie de l'orne-
mentation supérieure est d'une exécution admirable.
Cette statue avec son ensemble allégorique date de 1720,
elle fut exécutée par Desvoges, célèbre architecte de
Dôle : c'est une fidèle image des mœurs et des goûts
artistiques de cette époque.

ÉGLISE SAINT-ANATOLE. — Ceux qui recherchent les monuments anciens sanctifiés par la piété de nos pères di-
rigeront leurs pas vers l'église Saint-Anatole, construite
sur une plate-forme plantée d'arbres, au sommet de
l'amphithéâtre que présente la ville de Salins, et au bas
du mont Belin. Cet édifice, classé parmi les monuments

historiques de la France, vient d'être en partie restauré ;
il fut fondé en 1029, par Hugues, premier archevêque
de Besançon. Ce prélat, distingué par ses lumières et
ses vertus, dota sa ville natale de cette pieuse fonda-
tion, qu'il érigea en collégiale ; c'est la plus ancienne
de la Franche-Comté après celle de Besançon. On admire son portique, les colonnes d'ordre composite qui
supportent la voûte, et une galerie latérale ornée de co-
lonnettes, ou *triforium :* tous ces travaux sont, comme
le portique, d'ordre roman. Des stalles en bois de
chêne occupent le chœur, elles représentent en relief
des sculptures allégoriques sous une forme grotesque,
et avec le costume de l'époque ; il en est une surtout,
très-singulière, c'est un homme qui pousse une brouette ;
elle rappelle, selon notre savant archéologue, M. Désiré
Mounier, un miracle de saint Anatole, et l'homme à la
brouette n'est autre chose qu'un paralytique poussant
l'instrument dans lequel on le traînait avant sa guérison. Le sol de cette église est recouvert entièrement
de pierres tumulaires, et les diverses parties qui composent l'édifice appartiennent à différentes époques : la
voûte, très-élevée, est en harmonie parfaite avec la ma-
jesté du temple, elle fut construite après l'incendie de
1336, qui détruisit presque entièrement Salins ; le bois
de la porte d'entrée et des boiseries du chœur avec leurs
sculptures, celles des nervures entre-croisées dans les
fenêtres ogivales en bas desquelles sont des hommes
accroupis dans des poses grotesques, se rapportent au
quinzième siècle ; il est à présumer que ces travaux ont

été exécutés pour réparer les désastres de l'incendie de 1450. En 1826, le feu détruisit le clocher, qui fut remplacé par une flèche élancée, en dehors de tout rapport architectural avec cet ancien édifice : l'élévation, la hardiesse des nefs et de la voûte, cet espace immense et silencieux, éclairé par une douce lumière, dont les rayons glissent entre les colonnes d'un baldaquin autour du sanctuaire, invitent à la prière et au recueillement.

REMPARTS. — En sortant de ce temple, vous vous rendez sur une promenade solitaire, le long du rempart flanqué de tours tombées en ruines. D'abord, on rencontre les débris du fort Guyon. Ce château était formé d'une grosse tour irrégulière; c'est dans ses murs qu'en 1336, le sire de Châtel-Guyon alluma les torches incendiaires qui détruisirent une partie de la saline et la ville de Salins, lorsqu'il s'insurgea, avec la plupart des seigneurs comtois, contre Eudes IV, duc et comte de Bourgogne. Plus loin, est le demi-bastion de l'ancien chapitre de Saint-Michel : dans les guerres désastreuses des seizième et dix-septième siècles, les religieux placés sur ce bastion adressaient de pieuses exhortations aux pestiférés retirés dans les loges de la Béline. De l'autre côté du fossé, en passant devant la grille du cimetière, vous descendez vers la porte de Chambonoz; c'était autrefois la seule issue pratiquée au nord de la ville, elle servait de passage à la voie romaine qui se rendait de Besançon et à Mendeure. Après la malheureuse bataille de Poitiers, durant une nuit très-obscure de l'hiver 1362, des bandes d'aventuriers, appelés *les écorcheurs*, la plupart Anglais, escaladèrent les remparts et les portes de Chambonoz ; les échelles s'étant brisées sous le poids des assaillants, ils éveillèrent par leurs cris les gardes du poste. Le capitaine Philibert, portier, à la tête de la milice salinoise, attaqua avec une telle impétuosité les ennemis, qu'ils prirent la fuite en abandonnant un grand nombre de blessés et de morts ; de ce nombre était le chef de la troupe anglaise. Ce fait d'armes, qui délivra le pays de ces hordes de brigands, honore la valeur et le patriotisme de nos ancêtres. Il mérita au brave portier les honneurs qu'on rendait aux sires de Salins à leur arrivée en cette ville. Près de là se trouve la tour ronde dite *d'Andelot*, avec ses larges embrasures pour recevoir de l'artillerie, et comme la porte du bourg dessous n'offre rien de remarquable, vous rentrez dans Salins en contournant les frais ombrages de la Barbarine, par la porte Malpertuis. Les deux tours féodales qui en défendaient le passage, munies autrefois de herses et de mâchecoulis, sont dignes d'occuper une place dans l'album des dessinateurs qui viennent à Salins pour admirer son site et ses anciens monuments.

PROMENADES. — Nous avons des promenades publiques qui ne le cèdent en rien à celles des autres villes du département. La Barbarine, au nord de Salins, près de l'embarcadère du chemin de fer, est la plus fréquentée ; son nom lui vient d'un couvent de Balerne qui

existait dans cet emplacement. Cette promenade, exhaus-
sée par les débris de l'incendie de 1825 , représente un
tertre ; sa plate-forme est percée de grandes allées pa-
rallèles, plantées de platanes ; elles se terminent à un
rond-point tapissé de verdure. Un jardin anglais s'étend
sur les pentes, entrelacées par des sentiers étroits. Sous
des massifs d'arbres d'origine différente, plantés par
groupes au milieu des tapis de gazon, à travers le feuillage, vous suivez à vos pieds le cours de la Furieuse,
non loin des tilleuls qui bordent les maisons du faubourg
Saint-Pierre. Au-dessus de vous, le fort Saint-André
apparaît sur le sommet abrupte de la montagne, tandis
que sa base, cachée par les grands arbres de la promenade, s'élargit et s'enfonce sur les bords de la rivière.
Du côté opposé, le pampre des vignes couvre la pente
des coteaux, et, dans le fond de cet admirable tableau,
les grandes fractures du sommet de Poupet, avec ses
roches nues et redressées, terminent l'horizon.

PROMENADE DU QUAI. — Le soir, lorsque vous vous pro-
menez sur le quai de la Furieuse , bordé de platanes,
l'imagination est frappée en contemplant la silhouette
des montagnes qui bornent de toutes parts l'horizon
de Salins. Le mont Belin s'élève, en s'isolant de la
chaîne principale , sous forme de pyramide colossale,
grandie par les ombres de la nuit ; la lune blanchit les
remparts du fort nouvellement construit ; ils en couron-
nent le sommet, aigu comme un diadème de rochers
taillés à pic ; le reflet de l'astre des nuits paraît descen-

dre en ruisseau de lumière le long des murs du chemin
creusé en zigzag dans le roc jusqu'au petit fort Belin,
accroché aux flancs de la montagne par la main des
hommes : on croirait, à le voir surplomber l'abîme, que
c'est un immense nid d'oiseau de proie ; il a remplacé le
nid d'une sainte colombe qui s'abreuvait aux gouttes
d'eau infiltrées dans les fentes des rochers, elle s'en-
vola dans ce désert et de là dans les cieux, au bruit des
pas des barbares retentissant au fond de la gorge de
Salins.

C'est en ce lieu que saint Anatole se retira au quatrième
siècle dans une humble cellule. Sur cette petite plate-
forme on voyait encore, il y a trois ans, les vestiges d'une
chapelle ogivale, élevée par la piété des Salinois à la mémoire du saint patron de leur ville et dans le même emplacement de cette cellule. Derrière vous, sur un monticule entouré de vignes, vous distinguez la lunette élevée
par Vauban sur les ruines de l'ancien fort de Bracon;
c'est le premier et le principal monument féodal de la
province ; le fort démantelé qui porte ce nom n'a rien
de commun, pas même la position, avec l'ancien château qui donna naissance à saint Claude, au sixième
siècle ; il servit de prison, pendant près de cinq ans, à
René d'Anjou, après la perte de la bataille de Bulgne-
ville, gagnée par le comte de Vaudemont, son compéti-
teur au duché de Bar; ce bon prince René sortit d
Bracon pour monter sur le trône de Naples ; pendant s.
captivité, il se consolait, dit Paradin, historien de la
Bourgogne, en peignant de sa main des oblies d'or el

la chambre où il tenait prison, voulant signifier que ses gens l'avaient tous oublié.

GOUAILLES. — La cascade et le site de Gouailles, à 3 kilomètres de Salins, à côté du hameau de Blegny, méritent d'attirer la curiosité. Cette courte excursion convient surtout, en raison de sa proximité, aux personnes faibles et convalescentes. Qu'on se représente, dans un enfoncement abrupte de la première chaîne du Jura, un ruisseau qui se précipite du sommet des monts à 120 mètres de hauteur ; dans sa chute, il fait trois ressauts sur des bancs horizontaux placés à peu près à égale distance, en sorte qu'ils offrent l'aspect de trois cascades successives. Ce n'est qu'après un temps d'orage et de pluie qu'il faut aller admirer cette cascade, qui disparaît aux premiers jours de sécheresse, laissant à nu la trace indélébile de son passage. Ses flots se reproduisent à travers des blocs de rochers éboulés et le feuillage des arbustes ; ils donnent naissance à une rivière d'une eau transparente, qui baigne une pelouse fine plantée d'arbres fruitiers, en face de l'ancienne abbaye de Gouailles, de l'ordre de Saint-Augustin ; elle fut fondée, en 1192, par Gaulcher IV, sire de Salins, après son retour de la troisième croisade. Cette position paraissait si agréable, qu'on l'appelait autrefois Beau-Lieu. Cette abbaye fut célèbre dans tout le comté de Bourgogne comme lieu d'asile pour les criminels ; Gaulcher s'était engagé à ne les faire sortir de cette retraite que pour les mettre en lieu de sûreté. L'édifice, bâti en

12

belles pierres de taille, n'avait rien de remarquable ; sur le portique de l'église, on lit encore cette inscription : *Scopus laborum Deus*, « Dieu est le but de tous nos travaux.» Maintenant, cet ancien édifice, dont il ne subsiste qu'une partie, est occupé par une manufacture de ouate. Tout près, et sur le même cours d'eau, se trouve un moulin avec une scierie. Ainsi, les deux grandes époques du moyen âge et du temps actuel sont représentées sur ce coin de terre, qu'on nommait aussi le bout du monde, l'une par ses ruines et ses souvenirs religieux, l'autre par les monuments de l'industrie, des arts et de l'activité humaine, causes de la répartition de la richesse et du bien-être dans les classes laborieuses et intelligentes de la société moderne.

Pretin. — Il ne faut pas oublier, dans vos périgrinations, de parcourir la gorge sauvage de Pretin, à 5 kilomètres au sud-ouest de Salins. Au village de Saint-Michel, on quitte la route départementale qui conduit à Lons-le-Saulnier, pour remonter jusqu'à sa source le cours de la petite rivière de la Vache. Une pyramide de rochers, détachée du sommet de la montagne, se fait remarquer à gauche du chemin vicinal de Pretin ; semblable à un obélisque, elle était surmontée autrefois d'une grande croix de fer. Vis-à-vis, et sur un roc taillé à pic, sont les vestiges d'un prieuré de l'ordre de Cluny, fondé au neuvième siècle par Bernon, abbé de Baume et de Gigny, fils d'Odon, comte de Bourgogne : les bâtiments étaient assez vastes, d'une forme agréable l'architecture de l'église appartenait au dixième siècle. Non loin de cet endroit avait existé un ancien fort, appelé Château-sur-Salins; il commandait le passage de la gorge de Pretin, et fut détruit par les Sarrasins. De cette plate-forme qui surplombe le village de Pretin, on porte ses regards sur une plaine immense, dont la limite est aux côtes de la Bourgogne. Les personnes auxquelles la fatigue ou l'état de leur santé ne permettent pas de gravir la montagne du Château-sur-Salins trouveront au jardin Pillot une grande variété de fleurs et les plus excellents fruits, ainsi que des rafraîchissements servis dans des cabinets ou sous l'ombrage des arbres. On prétend que ce fut dans ce domaine que Nicolas de Gillet, ambassadeur de Maximilien d'Autriche, établit, au commencement du seizième siècle, l'un des premiers jardins botaniques de France; un reste de son château fait encore partie de cette propriété.

La Vache se creuse un lit anguleux et coule à travers des roches mousseuses, entre deux monts abruptes couverts de forêts; vous en suivez les flots durant une demi-heure à l'ombre des noyers, et vous arrivez par un bon chemin au village de Pretin, dont les maisons se groupent sous la verdure des vergers, au pied de l'escarpement des monts qui ferment l'horizon de toutes parts. C'est à la base de cette montagne que s'échappe, au niveau du sol, la source limpide de la Vache; au delà, la gorge se continue au milieu du même site sévère et pittoresque, jusqu'à 2 kilomètres du village de Bracon. Le petit fort de ce nom, construit sur un monticule, se termine en flèche au sud-ouest ; il avait un fossé protégé par un mur d'enceinte avec de petites tourelles, il rappelle à mon souvenir un événement trop remarquable pour ne pas être cité dans cette occasion. Le sieur de Loëtte, sire d'Aresche, venait de battre à Dournon, village voisin, le général François Baudricourt, qui voulait s'emparer d'un convoi d'hommes et d'artillerie envoyé à Salins par Maximilien d'Autriche : Bracon était occupé par le sieur de Maillot au service de la France. Ce capitaine fut tué par un coup d'arquebuse que dirigea un Salinois dans le dernier assaut donné à ce fort ; la reddition eut lieu immédiatement entre les mains de Maximilien, époux de Marie de Bourgogne, et amena la signature du traité de Senlis, qui obligeait Charles VIII à restituer le comté de Bourgogne à son légitime souverain.

Moutaine. — Dans une belle soirée d'été, j'engage les baigneurs et les étrangers à visiter le vallon de Moutaine ; il commence à la sortie méridionale de Salins et se termine au village de Pont-d'Héry, pays des Hériens ; sa longueur est de 8 kilomètres ; il est parcouru par la Furieuse et la route de Salins à Champagnole. Comme tous les petits vallons du Jura, celui-ci aboutit à un enfoncement circulaire : d'un côté de ce cirque s'échappe, au bas de la montagne, la source de la Furieuse, qui fait mouvoir immédiatement les roues d'un moulin ; sur l'autre versant, et près de la route, tombe de la fente d'un rocher une colonne d'eau excessivement pure et transparente, c'est la Cascatelle du Pont-d'Héry ; elle sert de fontaine aux habitants de cette commune. Ce petit val, couvert d'arbres fruitiers et d'une riche végétation, voit s'élever en amphithéâtre, sur les bords rapides de la rivière, une longue série d'usines qui donnent de la vie et de la variété à ce paysage délicieux. Près des premières maisons de Moutaine, à droite de la route, vous remarquez un monticule de tuf que couronne un petit bois, au bord duquel s'échappe en bondissant le ruisseau écumeux de la Sarrasine ; du côté opposé, sur le penchant de la montagne, existait autrefois le village de Sarcenne (*Saragenum*), colonie sarrasine ; il fut englouti en 1649, dans une déhiscence de ce sol marneux, sans qu'un seul habitant pût échappes à ce désastre inouï. Maintenant, à la place de Sarcenne ou Cercenne, on ne voit plus qu'une maison de ferme de moderne construction : elle a conservé ce même nom. Des ondulations et des accidents de terrain sont la seule trace qui reste sur le lieu où tout un village fut englouti par le bouleversement du sol, de même que Pompéi et Herculanum sous les laves du Vésuve. Dans ces temps d'ignorance et de superstition religieuse, on rattachait souvent à des causes surnaturelles les calamités qui affligeaient ces contrées ; tandis que dans cette catastrophe il était plus simple d'expliquer l'éboulement et la déhiscence du sol par le travail souterrain des eaux, comme il arrive très-souvent dans ces terrains marneux. En 1840, au bas de Cernans, une partie de la montagne se détacha du massif

12,

du premier plateau et glissa à 100 mètres plus bas.

A notre retour, l'ombre glisse sur le penchant des coteaux ; elle s'étend, comme un linceul, sur la grande
tombe de Sarcenne ; de temps en temps, on découvre, à
travers le feuillage des vergers, l'écume des flots, qui
blanchit en franchissant les écluses des moulins ; vous
n'apercevez de Salins que l'aiguille élancée du clocher
de Saint-Anatole, au bas de la profonde scissure des
monts de Salins, à laquelle on avait donné le nom de
portes de la Bourgogne, comme étant la clef du pays du
côté de l'Helvétie, *portæ Burgundiarum*.

FORT SAINT-ANDRÉ. — Dans une même journée, il est
facile de voir les deux forts placés au-dessus de cette
gorge de montagnes ; des chemins, tracés sur la pente
très-inclinée de ces monts, rendent moins pénible l'abord
de ces fortifications : c'est ordinairement le matin ou le
soir qu'on entreprend cette course, afin d'éviter la trop
grande chaleur ; de même qu'on aura soin de se garantir
d'un courant d'air vif et frais, qui règne habituellement
sur ces hauteurs. Le fort Saint-André, assis sur un rocher coupé en talus, a été construit par Vauban, lors de
la dernière conquête de Louis XIV. Cette plate-forme,
entourée de fossés larges et profonds, ainsi que d'une
double ceinture de remparts, ne laisse d'accès libre
qu'au sud-ouest, défendu par une contrescarpe, ouvrage
d'art très-remarquable. On pénètre dans l'enceinte en
traversant trois portes, deux ont des pont-levis ; l'intérieur, fort bien distribué, renferme une belle citerne,

l'arsenal, la poudrière, etc. ; entre les deux ailes de bâtiments de la caserne est la place d'armes : c'est un
parallélogramme, terminé à l'est par une chapelle qui a
cessé d'être livrée au culte. Du chemin de ronde, pratiqué sur le rempart disposé en fer à cheval, vous découvrez
verticalement, à 260 mètres de profondeur, la ville de Salins, qui prolonge au bas de l'amphithéâtre de Belin, sur
les bords de la Furieuse, sa longue rue et ses faubourgs.

Le matin, lorsque les brouillards couvrent de leurs
réseaux brumeux le bassin d'alluvion de la Loue, si
vous vous arrêtez un instant au delà de la porte principale, sur laquelle on lit la devise du grand roi : *Nec
pluribus impar* (1674), un spectacle d'un autre genre
vient frapper vos regards ; vous croyez voir à vos pieds
une mer floconneuse dont les flots battent la falaise de
Saint-André, qui s'avance comme un promontoire ; elle
ressemble à celle qui submergeait le bassin de la Loue
et de la Bresse, dans les dernières périodes diluviennes.
Tandis que les feux de l'astre du jour brillent sur les
sommets, les points les plus culminants apparaissent
comme des îles ; on prendrait, dans le lointain, les flèches des clochers pour des mâts de vaisseau, et, sur
un plan plus rapproché, vous croyez voir, dans les ruines du château de Vaugrenans, un grand bâtiment échoué
contre un récif de rochers : l'illusion est complète jusqu'à ce que le soleil dissipe ces brumes légères et les
replie dans le fond du tableau, comme une toile magi-
que en face d'un spectacle grandiose. Ce fort, occupé par
une garnison d'infanterie, fut démantelé, ainsi que celui

de Belin, par les puissances coalisées, lors de l'invasion de 1814 et 1815; depuis ces désastres, de grands travaux ont été entrepris; ils mettent ces deux points fortifiés en état d'arrêter la marche de l'ennemi et de soutenir un siége régulier.

FORT BELIN. — Le fort Belin, à l'opposé du précédent, en est séparé par une distance de 1,100 mètres à vol d'oiseau; assis également sur la crête de la montagne, il offre, en cet endroit, une petite surface, occupée de tous les côtés par des talus verticaux; ce rocher, fortifié par la nature, vient d'être rendu inaccessible aux ennemis par les travaux admirables que le génie militaire a exécutés. Ce fort est une vaste casemate; les casernes, très-salubres et bien éclairées, sont taillées dans le roc, et à l'épreuve des projectiles de tout genre : un pont-levis, jeté entre deux rochers, fait communiquer, au moyen d'un chemin couvert, pratiqué sur la crête des monts Belin, avec la forte redoute de Grelinbas, qu'un abîme, recouvert d'un pont-levis, sépare du reste de la montagne. Du fort, on arrive au bastion du bas Belin par un escalier anguleux de cent quatre-vingts marches, protégé par des murs crénelés : il a, comme celui du haut Belin, sa porte d'entrée, son pont, au-dessus de la scissure de la roche, et une très-belle citerne; l'escalier qui met en communication ces deux points fortifiés est un chef-d'œuvre d'art du génie militaire : on est surpris de la hardiesse avec laquelle il a été suspendu, et comme incrusté, dans le versant rapide et rocailleux de la montagne. Par son rapprochement du défilé, le fortin du bas Belin rendrait très-périlleux, sinon impossible, l'abord des ennemis, qui seraient balayés par le canon, s'ils tentaient de pénétrer dans l'intérieur de la ville. Ces forts, qui peuvent contenir 250 hommes, n'ont point encore reçu de garnison. Dans nos différentes guerres, ils soutinrent plusieurs siéges remarquables.

Poupet. — La promenade à Poupet est une véritable ascension; élevé de 513 mètres au-dessus de Salins, ce sommet en est éloigné de 8 kilomètres; la course peut se faire partie à pied et partie à dos d'âne. De ce point culminant l'œil plonge sur une immense étendue de pays: au sud, le long rideau des Alpes, depuis le Tyrol jusqu'au grand Saint-Bernard, découpe majestueusement l'horizon et semble porter jusqu'au ciel ses pyramides de glaces éternelles; le vert sombre des sapins couvre le massif du Jura; de grandes lignes brumeuses indiquent l'intervalle qui sépare ses vallées longitudinales disposées en étages, dont la pente incline vers l'occident. Avant de se confondre à la base avec les ondulations des collines du vignoble, le premier plateau offre une profonde anfractuosité, c'est la gorge de Salins, au-dessus de laquelle s'élèvent les forts Belin et Saint-André; à l'ouest et au nord se présente un des plus beaux panoramas de France. Au bas des roches grisâtres confondues avec les débris du château de Vaugrenans, s'étend une vaste plaine parsemée de villages; elle commence au vallon de la Loue et se termine dans le

lointain aux rivages de la Saône, qui coule au bas des
montagnes de la Bourgogne. Plus près de vous, la
Loue ressemble à un long ruban d'argent, jeté sur le
front assombri de la vaste forêt de Chaux ; cette rivière
partage en deux sections Port-Lesney, village situé
dans une position des plus agréables. Sur la lisière de
cette même forêt, non loin de la saline d'Arc, est une
longue ligne de bâtiments, ce sont ceux qui servaient à
graduer les eaux faibles de cet établissement minéral.
Il y avait, à Poupet, deux forts ; les débris de l'un de
ces forts se remarquent sur la pointe aiguë d'un rocher, près de la maison de ferme, l'autre occupait un
endroit voisin du sommet. D'après la tradition, lorsque
les comtes souverains de Bourgogne voulaient appeler
leurs vassaux aux armes et les avertir d'un danger immi-
nent, ils faisaient allumer de grands feux sur ces hauteurs : un chemin de traverse, placé à la base de la
montagne, où j'ai recueilli une foule d'objets de la plus
haute antiquité, servait à relier les deux voies romaines
qui se rendaient, par des directions différentes, de Salins à Besançon ; l'une passait à Saizenay, l'autre à
Saint-Thiébaud, village qui offre une voie plus facile
pour revenir à Salins, en traversant le défilé de Saint-
Joseph.

CASCADE DU RUISSEAU DES CONCHES. — Au pied du mont
Poupet et dans la direction nord, se trouve le chemin
vicinal de Salins au village de Myon, tracé sous un
dôme de verdure, dans lequel s'enlace le rameau des

Vernes ; il est côtoyé par le ruisseau des Conches, qui vient de Saizenay. Bientôt un bruissement sourd vous avertit du voisinage de la cascade formée par le cours d'eau ; une passerelle jetée sur l'abîme donne à ce site un aspect des plus pittoresques ; l'eau rejaillit sous ce frêle pont de bois et glisse sur le plan rapidement incliné du rocher ; au tiers supérieur, cette cascade, cachée en partie sous le feuillage des hêtres, se contourne en bouillonnant au milieu de petits bassins creusés dans le roc poli par le frottement des flots qui tombent verticalement à 40 mètres de hauteur ; dans le bas, l'onde offre une surface bleuâtre et tranquille, avant de s'ouvrir un passage à travers les fragments de rochers qui couvrent son lit, encaissé entre des forêts très-élevées.

Vallon des Nants. — Source du Lison. — En se dirigeant, toujours au nord, par le chemin qu'on a pris en quittant Salins pour aller à la cascade des Conches, à 11 kilomètres de cette ville, vous descendez au val des Nants ; il rappelle par sa fraîcheur, et par son site encadré entre de hautes montagnes boisées, le paysage des belles vallées de la Suisse.

Au delà du pont, sur le Lison, affluent de la Loue, et derrière l'hôtel le plus fréquenté par les touristes et les baigneurs, un petit sentier aboutit par une rampe un peu roide à un hémicycle ; des érosions profondes dans le massif du rocher ressemblent à celles que les eaux de la mer creusent dans les falaises. Entre les blocs de roche, détachés de la montagne, se précipite comme un torrent le ruisseau de Vernois ; il met en mouvement les roues d'une fabrique de vaisselle dont les ouvrages sont très-estimés dans le pays. La variété des perspectives que les accidents du terrain impriment à ce torrent suffirait pour exciter l'admiration des étrangers : mais ce coup d'œil, ainsi que celui du ruisseau des Conches, ne donne qu'un avant-goût de la magnificence et de la grandeur du spectacle qui vous attend dans l'anse de la montagne, du côté opposé. Dirigez vos pas vers un petit château flanqué de deux tours avec embrasures ; Mirabeau s'y rendit lorsqu'il s'échappa du fort de Joux, près de Pontarlier, pour enlever Mme de Monnier. Devant les murs de ce donjon est le chemin qui conduit à la source du Lison ; la cascade formée par cette rivière à sa sortie du flanc caverneux de la montagne est une des plus belles qu'on puisse voir en France. Cette excavation, creusée dans le massif du deuxième étage du Jura, s'élargit progressivement depuis le fond jusqu'à l'ouverture extérieure, elle se termine brusquement au dehors par des bancs horizontaux de roches mousseuses, étagées comme les degrés d'un amphithéâtre ; la masse d'eau qui s'en écoule rebondit sur les degrés de cet immense portique, comme les flots de la mer que la tempête soulève contre le rivage. La colonne d'air déplacée par la chute de la rivière, assez forte pour porter bateau, ébranle la base de cette montagne, élevée verticalement à 300 mètres au-dessus du Lison ; un courant d'air frais agite le feuillage des arbres, qui enfoncent leurs racines dans les fentes des rochers, à l'ouverture

de la source ; à travers un nuage de vapeurs scintillan-
tes, se balancent les couleurs variées de l'arc-en-ciel,
qui jette sur cette scène admirable l'éclat de sa brillante
décoration. Cette espèce de brume tombe en gouttelettes
de rosée sur les fleurs qui tapissent l'entrée de cette
grotte et les bords du Lison. Elle humecte le calice du
renonculus lanuginosus, de l'*arabis arenosa*, de la *vale-
riana montana*, l'*epipactis rubra* ainsi que les deux *chryso-
plenium*. Au flanc gauche de la cascade, on parvient,
par un couloir étroit, obscur et rocailleux, sous une
voûte de rochers, à l'ouverture opposée que supporte
une espèce de corniche en forme de console ; elle surplombe la source, et le regard plonge jusqu'aux fentes
verticales qui lui donnent issue ; étendue à vos pieds en
nappe transparente, cette eau réfléchit les rayons de
lumière qui pénètrent dans la caverne. Dès que la main
de l'homme se fait sentir au milieu des grandes scènes
de la nature, elles perdent une partie de leurs beautés.
Il est fort à regretter qu'un mur de maçonnerie de deux
mètres de hauteur s'avance comme une jetée sur le
côté gauche de la source ; il en dérive une partie qui met
en activité les rouages d'un moulin de commerce, placé
au-dessous de cette chute. De la fenêtre de cet établissement on jouit de la vue de la cascade, elle
forme une rivière dont les flots limpides vont arroser les
prairies et les vergers qui ombragent le toit des maisons du village de Nants : il ne manque à cette source
qu'un poëte comme Pétrarque pour la rendre aussi célèbre que celle de Vaucluse. Après dix minutes d'une

13

marche très-pénible, vous arrivez, par une pente roide, au creux Billard ; c'est une espèce de puits de 150 mètres de circonférence et profond de 100 mètres, il est produit par l'effondrement du sol de la montagne. De son sommet, un ruisseau resserré dans un lit rocailleux glisse en torrent écumeux contre les parois verticales des roches et tombe au fond de l'abîme ; à côté et au tiers inférieur, une autre cascade jaillit du même rocher ; toutes ces eaux réunies s'engouffrent, en bouillonnant, dans une profonde scissure des rochers, pour reparaître presque aussitôt à la source du Lison. Ce même torrent, qui se trace sur le plateau un cours sinueux à travers les marnes oxfordiennes, donne lieu à une cascade que traverse le pont du Diable ; il fait communiquer le village de Migette, célèbre par son ancienne abbaye des dames Urbanistes, avec une autre commune non moins remarquable par les ruines du château de Sainte-Anne. Du haut du plateau de Migette, on saisit dans son ensemble le val des Nants, et, parmi les sommets voisins qui lui servent d'enceinte, se détache la cime élancée de Mont-Mahoux, couverte de vieux débris d'un château. Vous ne quitterez pas le val des Nants sans visiter la baume des Sarrasins, spectacle imposant et d'une nature encore plus sévère que celle de la source du Lison, dont cette grotte est voisine. C'est la dernière station de cette promenade : on marche de surprise en surprise, et l'imagination est vivement frappée par la variété d'accidents que la nature fait naître sous les pas. On est obligé de franchir le Lison sur des planches pour pénétrer dans la grotte Sarrasine. Au fond de cette excavation, vous entendez le murmure des eaux qui circulent dans les flancs de la montagne, après avoir fourni un petit lac à l'issue d'une fente de rocher; elles s'infiltrent ensuite dans le sol et descendent au fond d'un ravin creusé dans la forêt, pour se confondre avec les eaux du Lison. Un sentiment religieux, indéfinissable, s'empare de l'âme, au seuil de cette profonde caverne, dont les parois sont tapissées de touffes de *circea lutetiana*. En face de ces grands phénomènes de la nature, la pensée se tourne vers le ciel, effrayée de la brièveté de notre existence et des douleurs qui nous accablent. Debout, la main appuyée sur quelque saillie de ces roches grisâtres, comme au seuil d'un temple grandiose, vous ne distinguez à travers l'horizon qui voile les forêts qu'un coin d'azur dans le ciel, et l'entrée de cette caverne, qui protégea nos ancêtres contre la fureur des Sarrasins, vous apparaît encore comme une porte de salut ouverte sur le ciel et dans l'éternité.

A votre retour, sur la lisière de la forêt et dans un rond-point, vous apercevez la maison de chasse qu'habite le garde forestier de M. Pourtalès, construite dans le genre suisse; ce pavillon a tout le mérite de la simplicité jointe à l'élégance; sous l'escalier est un beau rocher peuplé d'abeilles. Au bord de la route, une fontaine jaillissante verse ses eaux fraîches et limpides. Tout ce petit tableau, encadré par la forêt, donne à ces lieux le charme des paysages suisses et offre à l'esprit une douce illusion.

SALINE D'ARC. — Si l'on aime à parcourir les cimes des hautes montagnes et jouir, dans le fond des vallées, de la fraîcheur des bois et du silence interrompu par le bruit lointain des cascades, les voyages dans la plaine, où les merveilles de l'art s'unissent aux productions variées d'un sol fertile, donnent aussi d'agréables distractions sans exiger des marches pénibles, souvent plus nuisibles qu'utiles aux convalescents. Il est indispensable d'avoir une voiture pour faire ce petit voyage, auquel il faut consacrer une partie de la journée, de même qu'à la promenade au vallon des Nants.

La saline d'Arc et Senans, à 16 kilomètres de Salins, est, parmi les excursions que je propose aux baigneurs, celle qui est la plus éloignée de cette ville ; mais un chemin de fer doit rapprocher ces deux localités et permettra de franchir cette distance en moins d'une demi-heure. Après avoir traversé, entre deux rochers portlandiens, le défilé étroit de Saint-Joseph, on quitte les coteaux vinicoles de Mouchard et l'on arrive au delà d'une forêt de chênes tapissée de bruyères, *ericina vulgaris,* au beau village de Cramans, non loin des bords de la Loue; le portique de la saline d'Arc apparaît aux regards aussitôt que l'on a franchi le pont en fil de fer jeté sur la rivière. Cet établissement consiste en cinq bâtiments disposés en hémicycle, un pavillon faisant avant-corps et deux bas-côtés : l'entrée s'annonce par une porte dont le péristyle est décoré de six colonnes d'ordre dorique bâtard, en pierre brute, dans le genre rocaille; une espèce de grotte est pratiquée de chaque côté de la porte, qui forme à elle seule un édifice capable de décorer l'entrée d'un palais. Dans l'intervalle qui sépare les ateliers, les logements des ouvriers et ceux des employés, se remarquent deux vastes bâtiments dont les toits enfumés annoncent que là se trouvent les chaudières pour la fabrication du sel, auprès des magasins d'entrepôt. Au milieu de ces constructions, en face de la porte de la saline, est le bâtiment de la direction : six belles colonnes d'ordre toscan, alternativement rondes et carrées, en précèdent l'entrée ; un magnifique escalier conduit dans les appartements ; les murs de ce superbe édifice représentent, au dehors, des urnes penchées qui paraissent verser de l'eau ; des chaînes en bossage rattachent à distance ces urnes les unes aux autres, et un grand jardin potager, coupé de haies, s'étend en éventail au centre de ces monuments. Des murailles élevées ferment cette usine, qui est due aux plans de Ledoux, architecte des barrières de Paris.

La facilité de se procurer du bois à bas prix, à cause de la proximité de la forêt de Chaux, partie du domaine de l'Etat, ainsi que la possibilité d'utiliser les eaux faibles des sources minérales de Salins, après les avoir graduées, furent les motifs qui engagèrent le gouvernement à construire, en 1773, une saline dans cette localité. Nous savons que la moitié de l'eau d'immersion du banc salifère est envoyée de Salins à Arc, au moyen d'un conduit en fonte, pour la fabrication du sel de cette dernière usine, dont les produits égalent ceux que l'on obtient à Salins.

Un kilomètre seulement sépare la saline du village de
Senans. L'église de ce village ne présente rien de remarquable à l'extérieur, malgré la réédification du clocher et des chapelles latérales, due à M. Grimaldi ;
mais il n'en est pas de même de l'intérieur : partout le
marbre, le bronze doré, les boiseries artistement sculp-
tées, les tableaux des meilleurs maîtres, témoignent du
goût parfait et de la rare munificence du bienfaiteur de
cette commune. Les amateurs pourront admirer dans
ce monument tout ce que l'art et le génie peuvent apporter de soins et de respect dans les hommages dus à
la Divinité, source de toutes les perfections. Derrière le
maître-autel est un tableau de Giacomelli, artiste ita-
lien très-distingué ; il représente le martyre de saint Bé-
nigne, patron de la paroisse ; à droite et à gauche, dans
le chœur, quatre tableaux très-remarquables de l'histoire de la Vierge, par Claude Vignou, de l'école fran-
çaise, du temps de Louis XIV. Les statues en bronze
de saint Pierre et saint Jean décorent la façade de l'é-
glise ; un Christ en bronze doré, porté sur des nuages
par des chérubins, est placé en face de la chaire ; sous
la voûte du chœur et des chapelles, des étoiles en bronze
doré resplendissent sur un fond bleu comme dans un
ciel d'azur, véritable symbole du calme et de la sérénité
de l'âme, épurée par la prière dans le saint lieu où viennent expirer les orages des passions et les bruits tumul-
tueux du monde.

L'église de Senans est près du site gracieux du château de Roche, dont l'aspect n'est autre que celui d'une

maison bourgeoise, de construction moderne, devant lequel vous passez rapidement pour pénétrer dans un vaste jardin orné de bordures de fleurs et d'arbres fruitiers, au milieu desquels est un jet d'eau. Un sentier pratiqué dans les massifs conduit par une pente tortueuse, mais douce, aux bords de la Loue, et se termine à une grotte creusée au pied du rocher. Un kiosque élégant, construit sur ce rocher, domine la rivière, et une barque fixée au rivage permet aux promeneurs de suivre son cours sinueux et pittoresque.

Le domaine du château de Roches est sur la lisière de la forêt de Chaux. Une longue avenue et une infinité de grandes allées divergentes, aboutissant à des pièces de verdure, semblables à celles du bois de Boulogne, ont été savamment ménagées dans cette forêt.

On a prétendu que la reine Marie-Antoinette devait autrefois venir à ce château, suivie de toute la haute noblesse, pour se livrer à la chasse à courre dans la forêt, où tout semble disposé pour ce plaisir. L'allée principale a le nom de *Pérouse*, dénomination commune aux voies romaines; celle-ci venait de Besançon par Osselles et les Fourgs; on en voit des traces parfaitement conservées au delà du bâtiment de graduation et de Villers-Farlay, où les paysans l'appellent encore chaussée de César. Un de ses embranchements se rendait à Salins, depuis Certe-Merie : partout dans ces localités le soc de la charrue ramène à la surface du sol des tuileaux à grands rebords, des débris d'amphores et des médailles romaines.

Si, nous inspirant des traditions du pays, nous cherchons à connaître la formation géologique du bassin tertiaire de la Loue, il suffira d'une simple inspection des
couches du sol, de leur nature minérale et des collines
qui bordent la vallée ; c'est à l'action érosive des eaux
qu'il faut attribuer ces talus considérables qui offrent
l'aspect festonné d'un rivage abandonné par les eaux,
ainsi que la superposition régulière et légèrement ondulée
des bancs de sable alternant avec les galets quartzeux,
des alluvions vogiennes et des bancs argilo-marneux.

La régularité de ces dépôts nous indique qu'ils ont
eu lieu à l'abri des courants, longtemps après les grands
soulèvements du Jura, et que ce bassin tertiaire est
l'estuaire d'un ancien lac desséché. En 1825, on a
trouvé aux bords de la Loue, à 4 kilomètres de la saline d'Arc, un canot enfoui dans les alluvions, à la profondeur de 4 mètres et demi. C'était une pirogue creusée
dans un chêne, elle a été comparée aux bateaux dont
faisaient usage les Galls, lors de la conquête des Gaules
par César, et sur lesquels l'armée d'Arioviste passa le
Rhin après la perte de la bataille d'Amagétobrie. Ce canot date probablement de l'époque où le vallon était occupé par les eaux d'un lac, qui fut, selon la tradition
et les chants populaires conservés dans le pays, le
théâtre d'une aventure pareille à celle de Héro et Léan-
dre. Est-ce à cette circonstance qu'il doit le nom de val
d'Amour, ou plutôt parce qu'il faisait partie du comté
d'Amàous, colonie d'Amaves que Constance Chlore en-
voya dans le pays pour le repeupler?

Lorsque les Bourguignons partagèrent la Séquanie en quatre grandes divisions territoriales, les principales frontières de ces provinces se trouvaient rapprochées en cet endroit de la forêt de Varraches, ancien canton de Warasc, voisin de celui de Scoding, dont Salins était le chef-lieu; c'est près de ces anciennes limites que passe le chemin de fer, qui vous transportera, dans l'espace d'une demi-heure, de la saline d'Arc à Salins, comme si vous sortiez d'une promenade de cette ville pour rentrer à votre hôtel.

ÉTABLISSEMENT

DE

BAINS MINÉRAUX DE SALINS.

Quoique l'établissement des bains bromurés de Salins soit, parmi les monuments les plus remarquables
de cette ville, celui que les baigneurs s'empressent
de visiter à leur arrivée, j'ai cru devoir lui consacrer
ma dernière page, après les excursions dans la campagne, parce qu'il réunit tous les moyens de curation
que l'expérience nous met à même d'attribuer à ces
bains minéraux. Ils sont placés dans l'enceinte de la
petite saline ; sous ses voûtes est la source du Puits-à-
Muire, grotte B 20°, qui présentait autrefois un degré de
salure à peu près égal à celui de l'immersion du banc
salifère. Si l'on ne trouve point de vestiges d'anciens
bains dans cette localité, il est néanmoins très-proba-
ble que, même à l'époque celtique, ces eaux servirent
à la fabrication du sel commun, de même qu'au traitement des maladies. La découverte, à Salins, d'une bai-
gneuse en bronze, accroupie sur le linge qui avait servi à

l'essuyer, fait conjecturer qu'il existait au bord de la Furieuse un *balnea* ou établissement de bains, qui remonte
aux premiers temps de l'empire romain, à cause de la
perfection rare de cette statuette, au bas de laquelle est
sculptée une écrevisse, signe zodiacal qui annonçait l'é-
poque de l'année favorable aux bains. Cette interprétation n'a rien de hasardé, quand on pense à l'importance
hygiénique que les Romains attachaient à l'usage des
bains minéraux et à la création d'établissements de ce
genre sur les rivages maritimes, ainsi que dans tous les
lieux pourvus d'eaux minérales soumis à leur domination; ils furent détruits, de même que celui de Montmorot, près de la saline de ce nom (Jura), avec les autres monuments de leur civilisation, lors des invasions
des peuples du Nord; mais les anciens habitants de la
contrée des Hériens, qui avaient conservé par la tradition le souvenir de l'efficacité médicale de ces eaux salées, continuèrent à les employer pour combattre diverses maladies. Nous lisons dans la vie de saint Anatole,
patron de Salins, écrite au douzième siècle, le passage
suivant; il confirme en partie ce que j'avance, et donne
à ces conjectures le caractère de la vérité.

« De l'archevêché de Besançon dépend une région
« appelée Scoding, dans laquelle est une vallée traver-
« sée par une route qui conduit à Rome : *Romano iti-*
« *neri pervia, quæ Salinis bene sub nomine dicitur*; le
« nom de Salinum que porte cette ville lui convient
« d'autant mieux qu'on fabrique en cet endroit une
« grande quantité de sel. Au-dessus de cette gorge

« s'élève une montagne d'un aspect agréable, on lui
« donne, à cause de son beau site, le nom de Mont-d'Or,
« *Mons Aureus*; à ses pieds s'échappe une source lim-
« pide, dont l'eau, employée sous forme de bains, a la
« propriété de guérir un grand nombre de maladies, *fons*
« *limpidissimus emanet, qui diversis ægrotantibus, si eo*
« *lauti fuerint, sanitatem accommodat.*» (Bolland.. *Acta*
« *sanct.*, 3 febr.)

Cette citation se rapporte aux sources salées qui jail-
lissent au pied de la montagne de Saint-André : elle
s'appelait *Mons Aureus*, non à cause de la beauté de
son site, mais parce qu'elle recélait dans ses couches
profondes le trésor minéral des sources salées; le nom
de Saint-André lui vint de ce que les Bourguignons,
maîtres du pays, appendirent à ce fort leur étendard,
qui portait la croix de Saint-André. Les nombreuses
concessions de sel, faites par la suite à plusieurs cou-
vents, firent que ces eaux, exclusivement réservées à
cette fabrication, ne furent plus employées dans le traitement des maladies; ce n'est que depuis peu d'années
que l'efficacité curative de ces sources, presque entièrement méconnue, a dû sa réhabilitation aux médecins de
Salins; ils furent encouragés à suivre cette voie nouvelle
de traitement par M. de Grimaldi, qui attendait le résultat de leurs observations pour construire, au sein de
cette ville, des bains minéralisés par les eaux mères de
la saline, si riches en bromure de potassium.

Cet établissement a été mis à la disposition des malades au mois de juillet de cette année; le plan avec la

légende des différentes parties qui le composent le fera mieux connaître que tous les détails descriptifs qu'on pourrait en donner; seulement j'ajouterai que les cabinets de bains, au nombre de vingt-huit, séparés par une galerie centrale, sont occupés par de très-larges baignoires en pierre polie, garnie en partie par des planches mobiles qui s'opposent au contact du corps contre le marbre ; deux cabinets sont destinés aux douches descendantes et un troisième à la douche ascendante. En face d'une vaste piscine minéralisée, qui contient dix-huit cases avec leurs vestiaires, est une fontaine décorée d'une statue en fonte bronzée représentant Hygie, ou la déesse de la santé; elle verse de son urne bienfaisante l'eau de la grotte A 4°, employée comme boisson; un appareil chauffe, à un degré de température voulu, l'eau des bains et de la piscine qui provient de la même source. On trouve dans cet établissement minéral tout ce que l'art moderne perfectionné peut mettre au service de la science médicale, afin de contribuer au succès d'un traitement complet. Les agréments de la société viendront chasser l'ennui causé par l'isolement et l'uniformité de la vie, si préjudiciables à la restauration de la santé ; l'établissement possède un salon de conversation et de lecture, une salle de bal, ainsi que de billard. Un jardin anglais, orné de fleurs et de plantes variées, au milieu duquel est un jet d'eau, donne aux baigneurs la facilité de se promener à travers des allées peuplées d'arbres et d'arbustes d'essences différentes; rien ne sera négligé, sous le rapport de la direction des soins, pour rendre le service aussi prompt que régulier. Un médecin-inspecteur, attaché à l'établissement, sera chargé de surveiller l'administration de ces eaux minérales, douées d'une activité médicale des plus remarquables.

Les promenades dans la campagne, si nécessaires à la santé, parce qu'elles procurent un exercice convenable au milieu d'un air pur et qu'elles favorisent l'action des eaux minérales salines, n'ont pas seulement un but hygiénique et de plaisir que fait rechercher l'aspect varié des grands tableaux de la nature, ces courses intéressent encore par un attrait particulier le géologue et le botaniste. C'est pour rendre plus facile la recherche des objets d'histoire naturelle, répandus en si grande abondance dans notre pays, que j'ai fait la description des terrains des environs de Salins, avec l'indication du gisement des fossiles qui les caractérisent. Dans la même intention, j'ai voulu éviter aux botanistes qui se rendent à nos eaux des excursions souvent infructueuses, en donnant une courte notice sur la flore et les stations particulières des plantes propres au canton de Salins.

PLANTES CHOISIES DES ENVIRONS DE SALINS.

Thalictrum montanum, WALLR. — Sur les rochers.
Ranunculus aconitifolius, L. — Prés de Clucy.
Fumaria Vaillantii, LOIS. — Dans les champs.
Erysimum ochroleucum, DC. — Rocailles et rochers.

Draba aizoïdes, L. — Sur les rochers.

Thlaspi montanum, L. — Au mont Poupet.

Helianthemum canum, Dun. — Rochers d'Ivrey.

Dianthus cæsius, Sm. — Rochers de Château.

Cerastium quaternellum, Gren. — Pelouse de Suziau.

Geranium pratense, L. — Ruisseaux des prés du Roi.

Cytisus alpinus, Mill. — Bois de Veley.

Anthyllis montana, L. — Poupet ; rochers de Goailles.

Trifolium scabrum, L. — A Château.

Vicia dumetorum, L. — Bois Perrey.

Lathyrus nissolia, L. — Dans les moissons.

Orobus niger, L. — Dans les bois.

Rubus saxatilis, L. — A la côte de Veley.

Potentilla argentea, L. — Rochers de Château.

Rosa rubrifolia, L. — Côte de Veley ; Poupet.

Rosa pimpinellifolia, Dc. — Au fort Belin.

Cotoneaster tomentosa, Lind. — A Poupet.

Sorbus terminalis, Crantz. — Bois de Bagney.

Sedum dasyphyllum, L. — Contre les murs.

Saxifraga sponhemica, Gmel. — Rochers de Belin.

Laserpitium pruthenicum, L. — Bois de Bovard.

Athamanta cretensis, L. — Poupet ; rochers de Goailles.

Sambucus racemosa, L. — Bois de Veley.

Galium sylvaticum, L. — Dans les bois.

Petasites albus, Goertn. — A la côte de Veley.

Doronicum pardalianches, L. — A Château.

Serratula tinctoria, L. — Poupet ; bois de Bovard.

Prenanthes purpurea, L. — Bois de Redde.

Prenanthes pulchra, L. — Saint-Joseph.

Hieracium taticæfolium, L. — Saint-Roch.

Hieracium flexuosum, Villd. — A Poupet.

Campanula persicifolia, L. — Parmi les buissons.

Gentiana lutea, L. — Pâturages montagneux.

Scrophularia Balbisii, Horn. — Bord des fossés.

Digitalis grandiflora, L. — Pâturages montagneux.

Linaria striata, Dc. — Parmi les rocailles.
Orobanche cœrulea, L. — Au mont de Cernans.
Sideritis hyssopifolia, L. — A Poupet.
Daphne alpina, L. — Sur les rochers.
Quercus pubescens, Willd. — Bois rocheux.
Typha latifolia, L. — Mares de Clucy.
Orchis laxiflora, Lam. — Prés humides.
Gymnadenia albida, Rich. — A Poupet.
Ophrys muscifera, Huds. — A Veley.
Iris fœtidissima, L. — A Poupet.
Ruscus acubatus, L. — A Poupet.
Lilium martagon, L. — Dans les bois montagneux.
Allium pulchellum, Don. — A Poupet.
Veratrum album, L. — Bois montagneux.
Carex gynobasis, Vill. — Dans les bois.
Carex pulicaris, L. — Prés marécageux.
Calamagrottis montana, Dc. — Bois de Veley.
Stipa pennata, L. — Rochers de Goailles.
Holcus mollis, L. — A Château.
Aspidium lonchitis, Sw. — A Corne-à-Bœuf.
Asplenium Halleri, R. Br. — Rochers de Goailles.

**Comparaison, au point de vue des analyses chimiques
et des propriétés médicales,
des principales sources salines allemandes et françaises
avec celles de l'établissement minéral de Salins.**

« Si de l'analogie des éléments minéraux
« des eaux nous voulons, sans avoir égard
« à l'expérience, conclure à la ressemblance
« de leur efficacité, employés comme médi-
« caments, nous nous exposerions à com-
« mettre des erreurs. »

Sources minérales de Kreusnach, p. 87.
CH. ENGELMANN. Édit. de 1843.

Toutes les eaux salines d'Allemagne, comme celles de France, contiennent, ainsi que nous l'avons déjà dit, les mêmes éléments minéraux, qui sont en plus ou en moins. Sous ce rapport, je vais exposer le résultat des analyses de quelques-unes de ces sources françaises et étrangères, et, pour ne point surcharger inutilement ces tableaux, je négligerai de signaler les sels dont la quantité très-minime devient insignifiante pour servir de caractère minéralogique à ces sources.

Précis du résultat des analyses chimiques.

Sources salines thermales. — Sur un litre d'eau.

WIESBADEN.

	gr.
Chlorure de sodium.	4,690
Traces de bromure..	»
Total des principes minéraux constituants.	5,678

EMS.

gr.

Chlorure de sodium.   0,70
Traces faibles de bromure. . . . .   »

HOMBOURG.

gr.

Chlorure sodique..   15
Bromure, traces. . . . .   »

Ces trois établissements de bains minéraux empruntent le brôme aux salines de Nauheim et de Kreusnach. Sur les bords du Rhin, les bains de Kissingen, en Bavière, se rapprochent des précédents sous le rapport de leurs éléments minéralogiques.

CARLSBAD (BOHÈME).

gr.

Sulfate de soude.   2,687
Carbonate sodique.   1,262
Chlorure sodique..   1

TOTAL. . . .   4,159

HEILBRUNN (BAVIÈRE).

gr.

Chlorure de sodium..   3,928
Iodure de sodium.   0,098
Bromure de sodium.   0,052

4,710

SODEN.

gr.

Chlorure de sodique.   0,90
Carbonate de soude   0,20
Traces d'iode et de bromures. . . . .   »

BADEN (GRAND-DUCHÉ DE BADE).

gr.

Chlorure de sodium   2,12

BALARUC.

gr.

Chlorure de sodium.	7,40
— de magnésium.	1,38
	11,64

BOURBONNE-LES-BAINS.

gr.

Chlorure de sodium.	6,015
Bromure alcalin.	0,50
	8,000

NIEDERBRONN (BAS-RHIN).

gr.

Chlorure de sodium.	3,15
	4,53

EAUX SALINES FROIDES.

Océan Atlantique.

gr.

Chlorure sodique.	32,151
— de magnésium.	8,771
	41,965

Méditerranée.

gr.

Chlorure sodique.	26,646
— de magnésium	7
	41

BAINS DU PUITS SALÉ A LONS-LE-SAULNIER.

gr.

Chlorure de sodium.	10
— de calcium.	1
Carbonate de calcium.	1
Traces d'iode ou de brôme.	»
	17,689

Il se dégage de cette eau, par l'agitation, du gaz hydrogène sulfuré, produit de la décomposition des pyrites de la houille keupérienne.

SOURCES DE LA SALINE DE CARLSHALLE, A KREUSNACH.

Sur 1,000 grammes d'eau.

	gr.
Chlorure de sodium.	6
— de calcium.	0,20
Bromure de calcium	0,60
— de magnésium.	0,10
	6,90
Total des bromures.	0,70

EAU MÈRE DE CETTE SALINE.

Sur 100 parties d'eau, 30 de matières solides.

	gr.
Chlorure de calcium.	147,70
Bromure de calcium.	33,80
— de potassium.	9,20
Chlorure de magnésium	3,80
Bromure sodique.	15,46
Chlorure de sodium.	6,00
— de potassium.	1,60
Total des bromures.	58,60

SALINS, PUITS-A-MUIRE, SOURCE DE LA GROTTE A 4°.

Elle est employée en boisson ; sa densité est de 1,024.

	gr.
Chlorure de sodium	27,416
Bromure de sodium	0,067
	30

PUITS D'AMONT, SOURCE. 9°.

(Ces deux sources ont diminué d'un tiers en minéralisation
depuis les forages du banc salifère.)

	gr.
Chlorure sodique.	68,846
Sulfate de magnésium.	1
— de sodium	2
Bromure	0,126
	76,324

EAU MÈRE DE LA SALINE DE SALINS.

Densité de 1,267. 30°.

	gr.
Chlorure de sodium.	157
— de potassium.	31,090
— de magnésium	31,750
Sulfate sodique.	64,70
Bromure de potassium.	2,70
TOTAL.	317,720

A Salins, terme moyen de la minéralisation d'un bain préparé pour un adulte : il aura 6°, et contiendra 64 gr. 80 de bromure de potassium, et 3 kil. 792 de chlorure de sodium.

Si l'on retire 1 litre d'eau de ce bain, il tiendra en dissolution 26 gr. 333 de chlorure de sodium, et 0 gr. 45 de bromure de potassium.

526 gr. 833 formeront le total de différents sels, à base de soude, de potasse et de magnésie; mais cette dernière substance s'y trouve en très-faible proportion.

Après avoir examiné ce tableau, qui présente un

aperçu sur le résultat des analyses des principales eaux
minérales salines, et de leur résidu liquide d'évaporation,
on acquiert la conviction que les sources de Kreusnach
sont les plus bromurées, mais aussi quels sont les
bains qui renferment, comme ceux de Salins, une aussi
grande quantité de chlorure de soude, et le brôme associé à la potasse? J'insiste sur la combinaison dans
les eaux de ces deux substances, parce que la soude
chlorurée est reconnue comme un élément indispensable
aux liquides en circulation, et devient un agent de restitution quand ce sel se trouve en défaut dans notre organisation. D'une autre part, les bromures, ainsi que
l'iode, sont répandus au sein de la nature, dans le but
providentiel de corriger la viciation humorale, d'après
les belles expériences de M. le docteur Chatin ; encore
faut-il que ces sels soient introduits dans l'économie à
de faibles doses, pour produire des effets salutaires, et
les eaux de Salins présentent encore ces conditions favorables de bromuration.

Dans les autres établissements minéraux, on est obligé
d'accommoder la maladie aux propriétés médicales des
sources thermales salées ou alcalines, tandis qu'aux
bains minéraux de Salins, le traitement s'accommode
merveilleusement, non-seulement à la maladie, mais à
ses différentes phases, à l'âge, au sexe et à la constitution des malades, par la facilité de graduer la chaleur
et la minéralisation des eaux, depuis les degrés les plus
faibles jusqu'aux degrés les plus élevés.

Les balnéographes de l'autre côté du Rhin cherchent

à faire ressortir la valeur thérapeutique de leurs sources, par la prédominance de certains éléments minéraux qu'elles renferment, comparés à ceux des autres établissements du même genre. Cette manière absolue de considérer cette question des propriétés médicales dévolues aux eaux minérales peut entraîner à des erreurs de plus d'un genre, dans la pratique.

1° La chimie ne fait qu'analyser le cadavre des eaux, selon l'expression de Chaptal , que rappelle M. le docteur Patissier dans son *Manuel des eaux minérales*, en ajoutant que leurs effets curatifs dépendent plutôt des différentes proportions dans les combinaisons moléculaires des sels minéraux. Ces eaux renferment quelque chose d'inconnu, de vital, produit de l'électricité et des réactions chimiques opérées dans le vaste laboratoire de la terre, avec développement d'agents impondérables, inappréciables aux plus subtiles investigations de la science, qui n'a point encore atteint ses dernières limites. Ces suppositions sont bien loin d'être sans fondement, lorsqu'on vient à comparer les résultats différentiels, sur l'organisme malade, des mêmes eaux minérales prises à la source ou bien envoyées au dehors : celles-ci ne sont guère que le cadavre des premières ; il en est de même des eaux minérales composées artificiellement avec le plus grand soin, toutes proportions dans leurs éléments étant très-exactement observées.

2° On est encore loin d'être fixé sur la quantité de brôme, relativement au volume d'eau mère des sources salines allemandes. Lœwig, dans son ouvrage sur les

bains de Baden, a fait voir « avec quelle incroyable lé-
« gèreté on fixait dans les sources la quantité de brôme,
« qui, pour le dire en passant, est un des éléments de
« chimie dont il est le plus difficile de déterminer la
quantité. » (*Les sources minérales de Kreusnach*, note
de la page 86. Ch. Engelmann.) D'après cet aveu répété par un médecin intéressé à donner de la célébrité
aux sources iodo-bromurées de Kreusnach, peut-on
raisonnablement accepter de bonne foi les doses vraiment incroyables trouvées dans les eaux mères de cette
saline : 58 gr. 60, sur 1,000 gr. d'eau !

3° Il est impossible au médecin qui veut juger de la
valeur thérapeutique des eaux salines allemandes par
leurs principes minéraux, d'en apprécier exactement les
propriétés médicales, tant les mêmes eaux offrent de
différences et de variétés dans les résultats obtenus au
moyen des analyses qualitatives et quantitatives faites
dans ce pays. Les seules substances invariables, et
sur lesquelles les chimistes allemands restent d'accord,
c'est la grande quantité de chaux et de magnésie, combinée à l'acide hydro-chlorique ainsi qu'aux bromures ;
elle représente le tiers de la pesanteur spécifique des
eaux mères de Kreusnach, poids à peu près égal à celui
du sel commun dans les eaux grasses de Salins : les
mêmes chimistes évaluent à 100 grammes le bromure
de chaux de magnésie et de soude trouvé dans une
quarte allemande ou 3 litres d'eau mère de cette même
saline. Or, si, dans un bain ordinaire, on en met 30 litres (dose qui n'est pas exagérée, puisque, selon M. En-

14

gelmann, elle peut varier de quelques litres jusqu'à 100), l'eau commune se trouverait minéralisée avec 1 kilogramme de bromure, sans y comprendre la masse des autres sels déjà nommés : à Salins, une des doses les plus fortes est de 140 grammes de bromure de potassium dans un bain de 2 hectolitres, qui a 11 degrés.

Il faut, de toute évidence, pour admettre un si haut degré de bromuration des bains à Kreusnach, sans qu'il en résulte de graves congestions ou des accidents nerveux cérébro-rachidiens, que le brôme perde une partie de son activité lorsqu'il est associé avec les bases terreuses. Cette interprétation me semble d'autant plus admissible, que, dans son ouvrage sur Kreusnach et ses sources minérales, M. Ferdinand Wiesbaden, médecin qui exerce sur les lieux, donne la préférence, comme agent thérapeutique, au chlorure de chaux, si abondant dans les eaux mères de cet établissement, et place au second rang les bromures..... Depuis Hippocrate, la boisson des eaux dures, calcio-magnésiennes, a été considérée comme une cause d'engorgements viscéraux et glandulaires, en opposition avec les alcalis de potasse et de soude, qui passent pour de puissants dissolvants.

La fin de ce paragraphe sera consacrée à compléter ma pensée, au sujet du mérite curatif qu'on attache aux eaux, en consultant leurs principes minéraux constituants.

4° Si l'on veut porter un jugement éclairé sur la valeur thérapeutique des eaux salino-bromurées, on ne doit pas tenir compte exclusivement de la quantité d'iode

et de brôme, mais encore des proportions dans lesquelles ces sels sont combinés avec d'autres éléments,
et de la nature minérale de ces derniers. Dans les sources allemandes, il existe beaucoup de brôme associé à
la chaux et à la magnésie; ne peut-il pas se faire, ainsi
que je viens de le dire, que ces substances minérales
soient en antagonisme relativement à leur mode d'action curative, et qu'au contraire, le chlorure de soude,
principe minéralisateur si abondant dans nos sources,
favorise l'activité médicatrice du brôme, qui serait neu-
tralisée par la chaux et la magnésie? Cette opinion n'est
point conjecturale, puisque l'expérience pratique lui
donne l'autorité d'un fait. Dans un passage que j'ai déjà
cité, M. Aimé Robert, professeur à la faculté de médecine de Strasbourg, préfère les eaux mères de Salins,
dans le traitement du vice lymphatique, à celles de
Kreusnach et même de Wildegg, réputées les plus
bromo-iodurées que l'on connaisse sur les rives du
Rhin, selon les analyses de M. Lané, 1846, et le rapport de M. le docteur Engelmann.

Sans vouloir enlever aux analyses chimiques des
eaux tous les avantages qu'elles mettent à notre disposition, pour en constater l'efficacité médicale, je ne
puis m'empêcher de partager sur cette matière l'opinion d'un de nos plus savants balnéographes. « La
« chimie, dit M. Patissier, nous indique les principes
« minéralisateurs, autant qu'ils sont en rapport avec
« nos moyens d'investigation, nous fait pressentir quel-
« ques-unes de leurs propriétés ; mais c'est à l'obser-

« vation clinique, à l'autorité des faits multipliés, à
« déterminer leur action thérapeutique. » (*Manuel des
eaux minérales naturelles.*)

Je n'ai pas eu l'intention, en écrivant cette note, de
dénigrer les eaux salines allemandes au profit de celles
de Salins, mais bien d'éveiller l'attention des médecins
sur ce qu'il peut y avoir d'exagéré et de fallacieux dans
ce qui concerne les analyses chimiques de ces eaux
étrangères et leur emploi comme agent de traitement
dans les maladies.

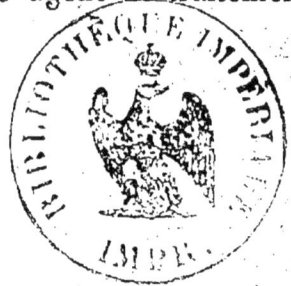

FIN.

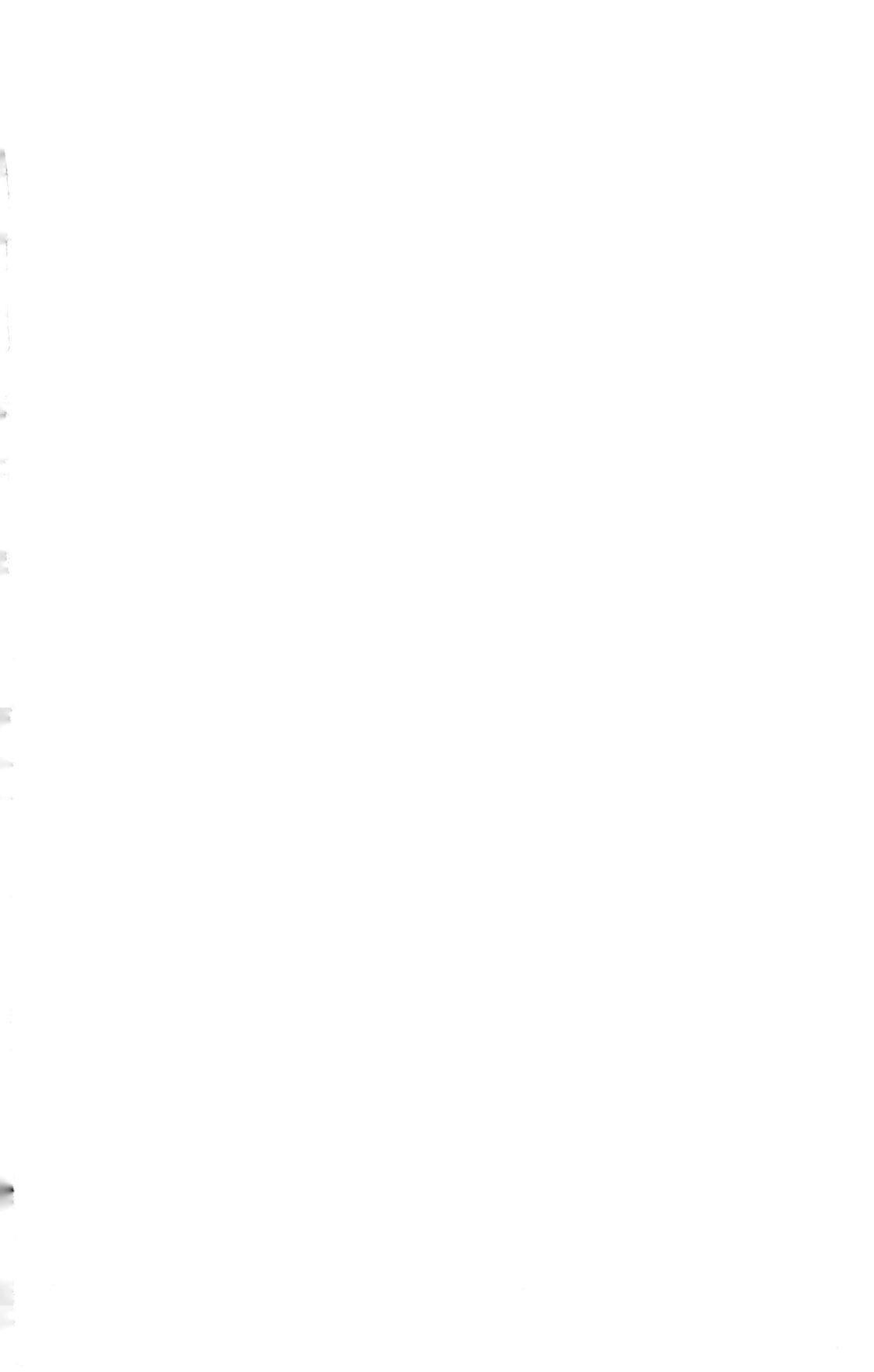

www.ingramcontent.com/pod-product-compliance
Lightning Source LLC
Chambersburg PA
CBHW070550200326

41519CB00012B/2181